Erwin Geyer

100 wichtige Punkte
der Akupunktur und Homöopathie

100 wichtige Punkte der Akupunktur und Homöopathie

Praktischer Leitfaden

Erwin Geyer

100 Abbildungen

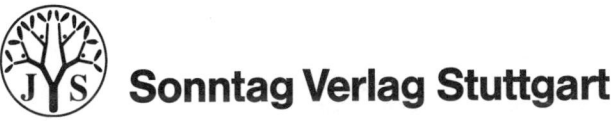 **Sonntag Verlag Stuttgart**

Die Deutsche Bibliothek – CIP-Einheitsaufnahme

Geyer, Erwin:
100 wichtige Punkte der Akupunktur und Homöopathie:
praktischer Leitfaden / Erwin Geyer. [Zeichn.: Rolf Grünberg].
– Stuttgart: Sonntag-Verl., 1994
ISBN 3-87758-077-7
NE: Geyer, Erwin: Hundert wichtige Punkte der Akupunktur und
Homöopathie

Anschrift des Verfassers:

Erwin Geyer
Anton-Bruckner-Straße 16
90571 Schwaig

Zeichnungen: Rolf Grünberg, Nürnberg

Wichtiger Hinweis
Medizin als Wissenschaft ist ständig im Fluß. Forschung und klinische Erfahrung erweitern unsere Kenntnisse, insbesondere was Behandlung und medikamentöse Therapie anbelangt. Soweit in diesem Werk eine Dosierung oder eine Applikation erwähnt wird, darf der Leser zwar darauf vertrauen, daß Autoren, Herausgeber und Verlag größte Mühe darauf verwandt haben, daß diese Angabe genau dem **Wissensstand bei Fertigstellung** des Werkes entspricht. Dennoch ist jeder Benutzer aufgefordert, die Beipackzettel der verwendeten Präparate zu prüfen, um in eigener Verantwortung festzustellen, ob die dort gegebene Empfehlung für Dosierungen oder die Beachtung von Kontraindikationen gegenüber der Angabe in diesem Buch abweicht. Das gilt nicht nur bei selten verwendeten oder neu auf den Markt gebrachten Präparaten, sondern auch bei denjenigen, die vom Bundesgesundheitsamt (BGA) oder Paul-Ehrlich Institut (PEI) in ihrer Anwendbarkeit eingeschränkt worden sind.
Geschützte Warennamen (Warenzeichen) werden nicht besonders kenntlich gemacht. Aus dem Fehlen eines solchen Hinweises kann also nicht geschlossen werden, daß es sich um einen freien Warennamen handele.

ISBN 3-87758-077-7

© Johannes Sonntag Verlagsbuchhandlung GmbH, Rüdigerstraße 14,
70469 Stuttgart, 1994
Jeder Nachdruck, jede Wiedergabe, Übersetzung, Vervielfältigung und Verbreitung, auch von Teilen des Werkes oder von Abbildungen, jede Abschrift, auch auf fotomechanischem Wege oder im Magnettonverfahren, im Vortrag, Funk, Fernsehsendung, Telefonübertragung sowie Speicherung in Datenverarbeitungsanlagen, bedarf der Genehmigung des Verlages.
Printed in Germany 1994
Satz: Fotosatz Sauter GmbH, 73072 Donzdorf
Druck und Bindung: Pustet, 93051 Regensburg

Inhaltsverzeichnis

Vorbemerkung

Dieses Buch gibt Anregungen zur Verbindung von Homöopathie und Akupunktur in der Praxis, Ratschläge zur wirksamen Anwendung. Es ist weder ein Lehrbuch der Homöopathie noch der Akupunktur. Vielmehr setzt seine Nutzung zumindest Basiskenntnisse beider Disziplinen voraus. Als Sammlung aber von vielen älteren und auch neueren Erfahrungsdaten mag es wertvoll sein. Der Behandler wird oft eine gute Arzneimittellehre und ein gutes Lehrbuch der Akupunktur zur Hand nehmen, um eine optimale Kombination für den Patienten zu finden. Für erfahrene Anwender der klassischen Homöopathie und/oder klassischen Akupunktur kann es dazu dienen, Anregungen zu finden einerseits, wie man das Simillimum durch eine mitsinnige kutiviszerale Behandlung, andererseits, wie man die Punktur homöopathisch medikamentös ergänzen oder vervollständigen kann. Viele Quellen trugen zu dieser Sammlung bei, ihnen ist viel zu verdanken. Im kurzen historischen Rückblick werden wir einige aufzählen. Viele, auch persönliche Erfahrungen traten hinzu. Alle herangezogenen Quellen, die Basisliteratur und die vorzugsweise verwendeten Lehrbücher sind im Literaturverzeichnis zu finden.

Warum Homöopathie plus Akupunktur?

Hat das Sinn? Für den Patienten? Für den Behandler? Lassen Sie uns diese Frage zunächst aus der Sicht der Homöopathie beleuchten. Jeder kennt den überragenden Wert der Homöopathie; jedenfalls jeder Leser dieses Buches. Die Einflußnahme auf energetische Störungen des Organismus durch das potenzierte Homöopathikum – das Simile oder gar Simillimum –, nach den Regeln Hahnemanns ermittelt, ist in Individualität und Präzision nicht zu überbieten. Und jeder kennt den überragenden Wert der chinesischen Akupunktur; wieder sei hinzugefügt, jeder Leser dieses Buches. Der alte Weg der Chinesen zur Beeinflussung des energetischen Lebensgeschehens, von außen nach innen wirkend, vereinfacht ausgedrückt kutiviszeral, ist in der bestechenden Logik seiner Methode unübertrefflich.

Mein verehrter Lehrer *August Brodde* schrieb mir vor ein paar Jahren auf die Frage wie Akupunktur und Homöopathie zusammen passen, ich zitiere ein wenig verkürzt:

»Und wie das paßt!! sogar a priori und per definitionem. So finden Sie im Organon 6. Auflage in der von Hahnemann verfaßten Einleitung ›Denn da die meisten, ja allermeisten Krankheiten dynamischen (geistartigen) Ursprungs und dynamischer (geistartiger) Natur sind...‹

Und in § 11:

›Wenn der Mensch erkrankt, so ist ursprünglich nur diese geistartige, in seinem Organism überall anwesende, selbstthätige Lebenskraft (Lebensprinzip)...verstimmt...Überall findet man ...die Lebenskraft, das Lebensprinzip, die Dynamis.‹

Hier berühren sich nicht nur Homöopathie und Akupunktur, sondern sie identifizieren sich miteinander. Ist doch die Lebensenergie Voraussetzung und Gegenstand der Klassischen Akupunktur!...«

Aus völlig anderer Richtung, aus anderem Zusammenhang, möchte ich hier einen Satz nennen, den ich von *Ulrich J. Heinz,* dem angesehenen Spagyriker hörte, vielleicht nicht ganz präzise zitiert:

»Die Haut wirkt als synoptisches Organ des ZNS, des Verdauungs- und Ausscheidungs-, sowie des Bewegungs- und endokrinen Systems...«

Aber völlig abseits von diesen Überlegungen, die sicherlich schlüssig scheinen und sind, gibt es natürlich den Beleg der praktischen Erfahrungen, des Erfolgs beim Patienten. Wir werden darauf innerhalb eines kurzen historischen Rückblicks noch etwas näher eingehen, soweit es die Vergangenheit betrifft. Dafür aber spricht auch die Praxis der Gegenwart – und sie spricht deutlich ein positives Gesamturteil zu dieser Verbindung. Natürlich geht es um das Wie, um die richtige Umsetzung:

Wenn Homöopathie und Akupunktur – jede für sich – hochwertige Verfahren sind, um kranke Menschen gesund zu machen, wie lassen sie sich sinnvoll verbinden zum Wohle des Patienten?

Betrachten wir beide Therapien zunächst von ihren klassischen, strengen Regeln her.

Die Akupunktur verlangt ihre eigene Diagnostik. Diese beruht auf einem logischen System, zu dem viererlei äußerst diffizile diagnostische Wahrnehmungen, darunter bei der Palpation die Pulstastung, und die Einordnung nach acht Leitkriterien gehören, woraus sich die Punktauswahl ergibt, die eigenen Regeln zu folgen hat.

Die Homöopathie folgt bei der homöopathischen Anamnese den Regeln des Organon. Sie ermittelt die den kranken Menschen charakterisierenden Symptome und benutzt diese nach dem Similegesetz zur Auswahl des kurativen Mittels.

Eine Verbindung von Akupunktur und Homöopathie wäre ohne weiteres denkbar, wenn der Akupunkteur oder Homöopath, oder der Behandler, der beides praktiziert, jede Heilmethode nach ihren Regeln getrennt anwendet. Beide ergänzen sich dann unstreitig ideal.

Der andere Weg ist der, der uns hier mehr interessiert. Er bedeutet: Beide Heilweisen werden in der erklärten Absicht einer wirkungsvollen Kooperation eingesetzt. Das hat zur Folge, daß meist jene Form der Akupunktur zur Anwendung kommt, die man die symptomatische, oder auch syndromatische nennt. Ihren Regeln nach orientiert sie sich an vordergründigen Krankheitssymptomen, die Punktwahl ist vorwiegend zweckgerichtet.

Ähnlich ist es bei der Homöopathie. Meist bedient man sich, um die Nomenklatur von *Stauffer* zu verwenden, der organo-, histio- und funktiotropen Qualitäten des Mittels. Das führt häufig zu relativ niedrigen Potenzen und oft zu den sogenannten kleinen Mitteln, deren Größe darin liegt, daß sie in ihrem zwar kleinen Wirkungsspektrum äußerst zuverlässig sind. Oft bewegt man sich damit in der Nähe einer feinerstofflichen Phytotherapie.

Beide Wege, die symptomatische Akupunktur und die organotrope Homöopathie sind in vielen Ländern über viele Generationen bewährt und ihre Koppelung erfolgt mit Fug und Recht und hoher Erfolgsaussicht.

Dabei kann man unter drei Wegen der Anwendung des Mittels wählen: perorale Gabe, äußerliche Anwendung oder Injektion, die überwiegend intrakutan, also in Form der Quaddelung erfolgt. Die Ratschläge dieses Buches beziehen sich mit dem Schwerpunkt »Injektion« auf alle diese drei Wege.

Einige Worte zum historischen Hintergrund.

Zunächst soll der homöopathische Arzt *A. Weihe* erwähnt werden. Er beschrieb 1886 seine ›Weihe'schen Druckpunkte‹, wonach »bestimmte hyperalgetische Punkte bestimmten homöopathischen Mitteln entsprechen.« Die Weihe'schen Druckpunkte waren wohl längere Zeit halbvergessen; sie sind aber nicht ganz verschollen und heute verwenden sie einige angesehene homöopathische Behandler als Lokalsymptom bei der Mittelwahl. Von der Akupunktur wußte *Weihe* natürlich nichts. So auch *Gregg,* der 1879 bestimmte Regionen am Rumpf bestimmten Mitteln zuordnet. Diese Lokalsymptomatik geht über das Maß der in den Repertorien enthaltenen Lokalangaben hinaus. Eine der wichtigsten Arbeiten zu unserem Thema kommt von *de la Fuye.* Von ihm und *H. Schmidt* erschien 1952 »Die moderne Akupunktur«. Das Werk enthält zu vielen Punkten exakte Mittelangaben. Vielfach wird dabei *Weihe* herangezogen. Die Brüder *Busse* bringen in Ihrem Werk »Akupunktur-Fibel« 1954 reiche und wertvolle Mittel-Punkt-Angaben. Viele passende Mittel zu vielen Punkten bringt der kalifornische Arzt *Victor M. Margutti;* sein Buch enthält auch *Schüßler-*Mittel und *Bach*-Blüten.

Ein umfassendes Mittelverzeichnis zu fast allen Punkten ist im »Lehrbuch der modernen und klassischen Akupunktur« von *Schrecke/Wertsch* enthalten, zusammen mit präzisen Angaben über den möglichen Einsatz. Eine gute Darstellung von Mitteln und Punkten bringt *Franz Matz* im »Lehrbuch der Kosmobiologie«. In der wertvollen Serie von Beschreibungen einzelner Punkte ermittelt *Udo Lorenzen* jeweils das oder die homöopathischen Simile, wobei ihm bewußt ist, daß selbstverständlich eine völlige Übereinstimmung von energetischer Punktqualifizierung und Symptomentotalität des Mittels nicht zu erzielen ist.

Gewisse Bedeutung erlangten in den letzten Jahrzehnten auch einige Akupunkturprogramme, bei denen zur Injektion sogenannte Komplexmittel verwendet werden. Schließlich soll man bei einem erweiterten Vergleich auch in Betracht ziehen, daß sich die sogenannte ›kleine‹ Neuraltherapie mit Quaddelung in Segmenten oder Reflexzonen in der Nähe unseres Weges befindet, allerdings unter Verzicht auf die höhere Präzision, Wirkungsbreite und Wirkungstiefe der Akupunktur als ganzheitliches System.

Zunächst einige Erläuterungen zur Auswahl der besprochenen Akupunkturpunkte und der erwähnten homöopathischen Mittel.

Die symptomatische Akupunktur ist ein Kind der Erfahrung und der Tradition. Auch sie wird in hohem Maße energetischen Ausgleich erzielen und richtet sich weitgehend nach den Regeln der klassischen Akupunktur. Deshalb sind auch solche Punkte, die im System der klassischen Akupunktur eine energetische Rolle haben, bedeutend bei unserer Auswahl von 100 wichtigen Punkten. Viele Punkte sind den klassischen Punktkategorien entnommen, ohne daß wir immer komplett sein wollen, denn die praktische Funktion steht im Vordergrund. Hier eine kurze Beschreibung der herangezogenen Punktkategorien.

1   Tonisierungspunkte

Jeder Meridian hat einen Tonisierungspunkt (TP), mit Ausnahme der Meridiane Konzeptionsgefäß und Lenkergefäß (KG und LG), die eigentlich zu den ›außergewöhnlichen Meridianen‹ gehören. Bei energetischer Punktur kann der TP dazu dienen, dem Meridian Energie zuzuführen. Für uns hat er meist die Funktion eines symptomatischen Punktes.

2   Sedationspunkte

Sie bilden das Gegengewicht zu den Tonisierungspunkten; auch sie sind für uns vorwiegend symptomatisch zu verstehen.

3   Quellpunkte

Energetisch unterstützt der Quellpunkt sowohl die Tonisierung, als auch die Sedierung. Für uns hat er neben der symptomatischen Qualität ausgleichende Wirkung.

4   Lo-Punkte

Man nennt sie auch Durchgangs- oder Passagepunkte. Sie koppeln mit einem bestimmten anderen Meridian und dienen so dem gewünschten Energiegleichgewicht. In der energetischen Handhabung helfen sie, Punkte einzusparen.

5   Kardinalpunkte

Sie dienen der Einschaltung der sogenannten ›außergewöhnlichen Meridiane‹, zu denen eigentlich auch die Linien KG und LG gehören. Man sagt, daß sie quasi ›Stauseen der Energie‹ erschließen. In der energetischen Akupunktur haben sie eine besonders wichtige Funktion. Für uns sind sie wichtige Symptom- oder Syndrom-Punkte.

6   Stoffwechselpunkte

Die sehr treffende Bezeichnung entstammt nicht der energetischen Akupunktur, sondern ist von *Johannes Bischko* geprägt. Diese Punkte haben eine allgemeine Funktion auf Ausscheidungsvorgänge und darin liegt ihr hoher Wert.

7   Spezialpunkte

Unter dieser Bezeichnung sammeln wir viele Punkte, die nicht unbedingt eine energetische Funktion haben, die aber durch ihre symptomatische Bewährtheit von Bedeutung sind. Ihre Qualifizierung stammt meist von Autoritäten der Akupunktur östlicher und westlicher Provenienz, teilweise aus eigener

Erfahrung. Einige davon nennen wir Meisterpunkte, weil sie in der Literatur so bezeichnet werden – und das entspricht energetischer Basis und praktischer Erfahrung.

8 Ho-Punkte

sind Teil der Lehre der Wandlungsphasen, der Elemente, einer angesehenen Methode in den klassischen Systemen. Dabei entsprechen sie teilweise dem Element Wasser, teilweise dem Element Erde. Auch sie haben hier vorzugsweise die Rolle von symptomatischen Punkten.

9 Locus dolendi-Punkte/Schmerzpunkte/ persönliche Punkte

Eine alte Regel sagt, jeder Punkt der schmerzt, sei auch ein Akupunkturpunkt. Er ist zu behandeln, soweit seine Lokalisierung dies nicht ausschließt, z.B. Mamillen und ähnliche Körperareale, wunde Stellen, Narben etc.

10 Zustimmungspunkte

Sie werden auch Beifallspunkte genannt und sind wirksam auf einen jeweils angegebenen Meridian und dessen Funktion. Ihr therapeutischer Wert ist immer hoch. Jedoch liegen sie meist nicht auf dem betroffenen Meridian, sondern alle auf dem Blasenmeridian, alle auf dem Rücken, paravertebral angeordnet.

11 Alarmpunkte

Diese liegen nur teilweise auf dem Meridian, dessen Funktion sie therapeutisch beeinflussen. Es ist empfehlenswert, sie mit dem Zustimmungspunkt des gleichen Meridians zu koppeln. Man nennt diese Methode – die durchaus energetisch ist – Mo-Yü-Fa.

Es gibt in der klassischen Lehre noch weitere Punktkategorien, die für uns jedoch von geringerer Bedeutung sind.

Wie kommt man zu einer möglichst optimalen Auswahl von 100 wichtigen Akupunkturpunkten aus den 365 klassischen Punkten und den vielen Neupunkten und Punkten außerhalb der Meridiane? Sie ist ein Rückgriff auf die vielfache Erfahrung von Praktikern, von denen manche als Autoritäten gelten und sie beziehen eigene Erfahrung ein. Eine gewisse Willkür ist nicht auszuschließen. Man kann allenfalls sagen, die Auswahl ist nach bestem Wissen und Gewissen so gut wie möglich und läßt Kritik und Korrektur zu.

Auch die organotrope Homöopathie ist ein Zweig der klassischen Homöopathie. Hahnemann stand in seiner Köthener Zeit noch unter ihrem Zeichen, bis er in die höheren Dynamisierungen, Potenzen vorstieß. Auch später verwendete er sie noch, z.B. bei interkurrierenden Krankheiten. Auch Sulfur gab er als Zwischenmittel, als Reaktionsmittel zwischendurch ohne exakte Symptomenerhebung – wie er auch nicht selten Magnetismus oder Mesmerismus einsetzte. Es ist interessant, dazu Berichte aus seiner Praxis zu lesen.
Die organotrope Homöopathie, die wir hier einbeziehen, ist in unseren Augen nicht die sogenannte naturwissenschaftlich-kritische Richtung, sondern mehr die einfache, praxisbezogene Form. Es ist nicht ganz unberechtigt, den von uns meist angegebenen niederen Potenzen eine Nähe zur Phytotherapie zuzuschreiben. Aber da gibt es doch zwei entscheidende Unterschiede. Erstens: die Potenzierung der Mittel. Zweitens: das Simile-Prinzip. Denn: wenn wir auch nicht die Gesamtheit der Symptome treffen, dann doch die nach der *Hering*'schen Dreierregel. Und die sagt, daß das Mittel in mindestens drei Leitsymptomen dem Bild des Patienten entsprechen muß. Der Begriff organotrope Homöopathie ist übrigens zu bequem formuliert. Es müßte heißen:
Organo-histio-neuro-funktio-trop,
weil auch die niedrige Potenz den gesamten Menschen und nicht nur ein Symptom betrifft.

Wenn wir bei der Besprechung der Punkte ›Mittel der Literatur‹ nennen, sind es solche, die bei einem oder mehreren der früheren Autoren erwähnt werden. Wenn wir hinzufügen ›und der eigenen Erfahrung ‹ sind es Mittel, die sich als passend erwiesen haben. Die wichtigste Basis der Mittelwahl ist also die aus dem Wissen mehrerer Generationen addierte Erfahrung. Willkür läßt sich auch hier nicht ganz ausschließen. Für jeden Behandler ist es möglich, eigene Ergänzungen vorzunehmen.

Soweit ein kurzes Wirkprofil gebracht wird, handelt es sich immer um einen Ausschnitt, einen Bruchteil des Arzneimittelbildes. Oft wird es unerlässlich sein, eine gute Arzneimittellehre heranzuziehen. Der Vorzug bei den Besprechungen der Mittel gilt den ›kleinen‹ Mitteln, tiefgreifende Mittel mit vielseitigem Wirkungsumfang, sind nur ausnahmsweise herangezogen und dann nur in ihren organotropen Eigenschaften.

Wie macht man sich nun dieses Buch am besten zu Nutzen? Wir wissen doch, daß sowohl die Beschreibung der Punkte als auch der Mittel sehr ›gesichtet‹ist. Versuchen wir es an einigen Beispielen.

Beispiel 1
Der Patient klagt über hartnäckige Schmerzen im rechten Schultergelenk, die sich oft bis zum Ellbogen ziehen, manchmal auch bis zur Hand. Orthopädisch ist er o.B. Hie und da tritt auch ein Schmerz im vorderen Brustbereich auf. Man kann den Schmerz als ziehend bezeichnen. Arbeit und Bewegung verschlimmert den Schmerz. In Ruhe wird er besser.
Im Punkte-Verzeichnis finden wir Di15 als ›Meisterpunkt der Paresen der oberen Extremitäten‹. Auch 3E15 ›rheumatische Schmerzen im Arm‹ und Dü8 ›Brachialgien‹ kommen uns relevant vor und wir sichten diese Seiten. Es fällt uns leicht Bryonia als Mittel auszuwählen. Die unter Di15 genannte Punktauswahl entspricht uns, wir fügen aber noch 3E15 hinzu, weil auch er gut passend erscheint. Eine Ampulle Bryonia D6 wird aufgezogen, als Kanüle nehmen wir Nr. 20. Wir setzen kleine Quaddeln, zuerst links, dann rechts an die Punkte Di15, KS7, B60, H3 und 3E15. Der Patient ist fast sofort beschwerdefrei, die Besserung hält an, aber wir wiederholen noch zweimal. Bericht nach 1/4 Jahr: Er blieb beschwerdefrei.
Ein schöner, einfacher Fall.

Beispiel 2

Eine Patientin klagt über rezidivierende Magen- und Darmbe-
schwerden. Häufig leichte Magenkrämpfe, die bald wieder ver-
gehen. Manchmal Durchfälle begleitet von zusammenziehen-
den Schmerzen im Hypochondrium. Appendektomie vor 15
Jahren. Sonographisch o.B. Schwere Speisen werden nicht so
gut vertragen. Kohle war bisher immer hilfreich, aber nun kommen die Beschwerden häufiger, besonders bei psychischer
Belastung. Wir sichten das Punkte-Verzeichnis und finden B21
›Meisterpunkt des Magens‹. Auch KG12 ›Gastralgien‹ und auch
Dü3 ›Spasmen, Schleimhaut‹. Unter den Mitteln entpricht am
besten Nux vomica. Wir verwenden Nux vom. D6 und quaddeln
B21, KG12 und Dü3. Bericht nach einer Woche: wesentlich bes-
ser. Wir wiederholen noch zweimal in wöchentlichen Abstän-
den und erzielen Beschwerdefreiheit.
Ein leichter Fall.

Beispiel 3

Ein älterer Patient hat seit seiner Kindheit häufig asthmoide
Beschwerden. Immer wieder Bronchitis mit zähem, gelben Auswurf. Und immer mit Atemnot. Mehr im Winter, selten auch in der
warmen Jahreszeit. Wir ziehen zu Rate: Lu1 ›Bronchialerkran-
kungen‹, B13 ›Asthma‹, B17 ›Zwerchfell, Asthma‹ und KG17
›Bronchien, Herz‹. Unter den vielen aufgeführten Mitteln kommt
uns nur Tartarus emeticus einigermaßen passend vor. Das
›Kurze Wirkprofil‹ sagt uns zu wenig. Wir ziehen eine Arzneimittellehre zu Rate oder greifen zumindest zum ›Homöopathischen Repetitorium‹ der DHU. Dabei finden wir weitere Über-
einstimmungen mit dem Patienten, eine gewisse Schwäche,
gelegentliches Herzklopfen, leichte rheumatische Beschwerden vor allem im Lumbalbereich. Wir verwenden Tartarus emeticus D12 und benutzen die Punkte Lu1, B13, KG17. Besserung
nach kurzer Zeit.
Ein tiefergehendes Studium des Patienten für die weitere
Behandlung ist erforderlich.

Diese Beispiele sprechen im Grunde für sich, mögen sie auch
recht unkompliziert sein. Man suche zunächst nach einem
Stichwort im Verzeichnis der Punkte. Dann studierte man den
zugeschriebenen Punkt, es mögen auch 2 oder 3 sein. Man

befasse sich mit den erwähnten Mitteln. Man zieht Vergleiche zwischen Patient, Beschwerde und Mittel. Man mache einen wohlerwogenen Plan und gehe nach diesem vor.

Keineswegs ist das immer einfach. Wie schon angedeutet ist es mitunter erforderlich, eine gute Arzneimittellehre zu Rate zu ziehen, um die Entsprechung Patient, Beschwerde und Mittel zu finden oder zu sichern.

Auch bei der Punktauswahl muß man sicher hin und wieder ein Lehrbuch zu Rate ziehen – doch oft wird man schon mit diesem praktischen Ratgeber durch einen schnellen, guten Erfolg belohnt.

Verzeichnis der besprochenen Punkte

mit Angabe der Punktkategorie
und Stichworten zur Indikation

H3 Chao Rae – Shao Hai

**Lebensfreude
Wasser-Punkt
Ho-Punkt**

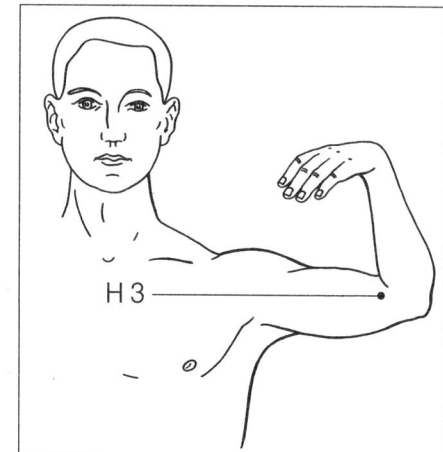

H 3

Lage

Mediales Ende der
Ellbogenfalte bei
gebeugtem Arm

Indikationshinweise

Psychische Erschöpfung, Depressionen; schwere Glieder;
Angina pectoris; Brechneigung

Mittel der Literatur und der eigenen Erfahrung

Anacardium, Aurum, Belladonna, Calcium sulfuricum, Cocculus, Gelsemium, Helleborus, Hyoscyamus, Hypericum, Kalium
phosphoricum, Kalmia

Kurzes Wirkprofil und bewährte Potenzen einiger ausgewählter Mittel

Anacardium D4, D6
Furchtsam, traurig oder reizbar, wütend; Zittern der Hände.

Aurum D6, D12
Lebensüberdruß, besonders in Verbindung mit Leber- und Frauen-Krankheiten; Wechsel von Schwermut und Reizbarkeit; religiöse Exaltiertheit; geschlechtliche Neurasthenie.

Cocculus D6
Reisekrankheiten (am besten 1/2 Tag vor Antritt der Reise), Brechreiz, besonders beim Geruch von Speisen.

Gelsemium D6
Schwäche, oft als Folge von Erregung; Kopfschmerz mit Brechreiz.

Helleborus D4, D6
Adynamie, sinkende Widerstandskraft; Übernervosität während der Regel; Menstruationsstörungen; Amenorrhoe.

Hypericum D4
Schwermut, Folgen von geistiger Anstrengung; Schmerzen durch Nervenverletzungen; Prüfungsangst.

Kalmia D4
Herzangst, Herzbeklemmung, Bruststiche, Ausstrahlung zum Rücken und zur Lende.

Erwägenswerte Punktkombinationen

Lampenfieber, Erregung, Depression

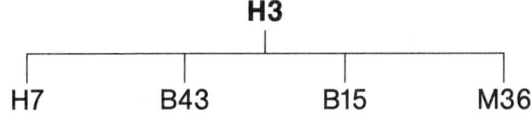

Brechreiz, Neigung zum Brechen

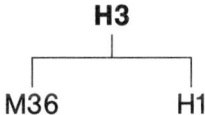

H5 Tchrong Li – Tung Li

**Verbindung mit dem Inneren
Lo-Punkt
Durchgangspunkt Herz-Dünndarm**

Lage

Volar der Arteria
ulnaris in Höhe
der Ulnarapophyse

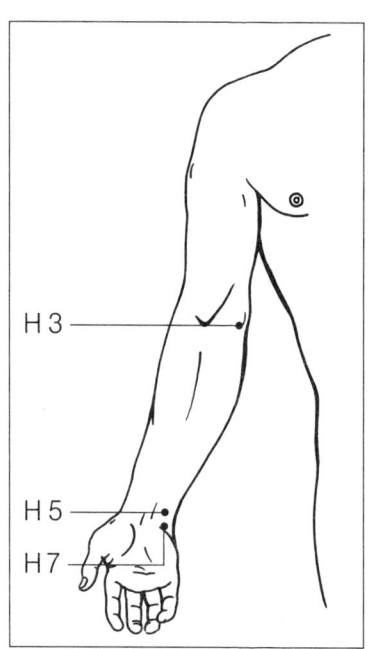

Indikationshinweise

Angst, Unruhe, Herzangst, Vertigo, Kopfschmerz, Tachykardie,
Palpitationen, Einschlafen der Hände und Füße

Mittel der Literatur und der eigenen Erfahrung

Alumina, Argentum nitricum, Cistus canadensis, Gelsemium, Hypericum, Magnesium phosphoricum, Phosphor, Strophantus

Kurzes Wirkprofil und bewährte Potenzen einiger ausgewählter Mittel

Argentum nitricum D6
Abgemagerte Menschen mit nervöser Angst; Magenbeschwerden, Nüchternschmerz.

Gelsemium D6
Folgen von Kummer; Kopfschmerz mit Schwäche und Zittern, schlimmer durch Wetterwechsel, Föhn.

Hypericum D4
Depressionen, Angst, Unruhe, Lampenfieber; Nervenschmerzen nach Traumen.

Strophantus D4
Drückendes Angstgefühl, Lampenfieber, Brustdruck.

Erwägenswerte Punktkombinationen

Nervöse Herzbeschwerden

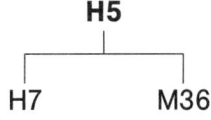

H5

H7   M36

H7 Chenn Menn – Shen men

Göttliches Tor
Quellpunkt
Sedativpunkt

Lage

Ulnare Seite des
Handgelenks am Os
pisiforme über der
distalen Hand-
gelenksfalte

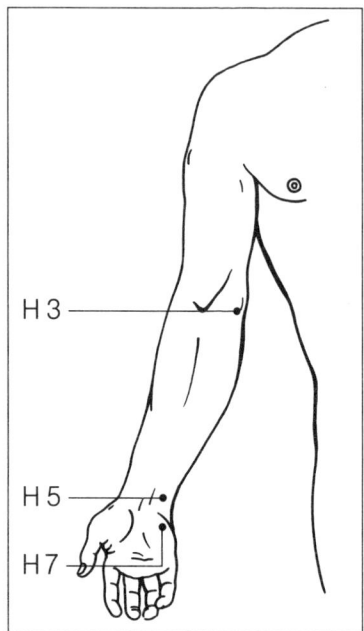

Indikationshinweise

Psychische Wirkung, Herzangst mit Unruhe und Aufregung,
Tachykardie, Arrhythmie, pektanginöse Beschwerden

Mittel aus der Literatur und der eigenen Erfahrung

Aconitum, Agaricus, Apocynum, Aurum, Cactus, Crataegus, Iberis amara, Kalmia, Lachesis, Spigelia

Kurzes Wirkprofil und bewährte Potenzen eines ausgesuchten Mittels

Iberis amara D4, D6
Herzmuskelschwäche, Koronarinsuffizienz, Stenokardie, Herzklopfen bei geringer Anstrengung mit Atemnot, drückender, stechender Herzschmerz, Ausstrahlung in den linken Arm; Stauungen in Lunge und Bauch, Atembeklemmung, Dyspnoe, aufgetriebener Bauch, Appetitmangel.

Erwägenswerte Punktkombinationen

Nervöse Herzbeschwerden

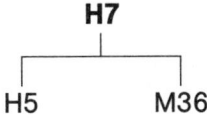

Herzrhythmusstörungen

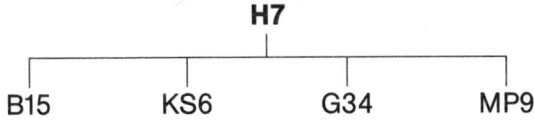

Dü3 Reon Tsri – Huo Chi

Spasmolyse- und Schleim- hautpunkt Kardinal- punkt Tonisie- rungspunkt

Lage

Laterales Ende der Falte am Klein- fingergrundgelenk bei geschlossener Faust

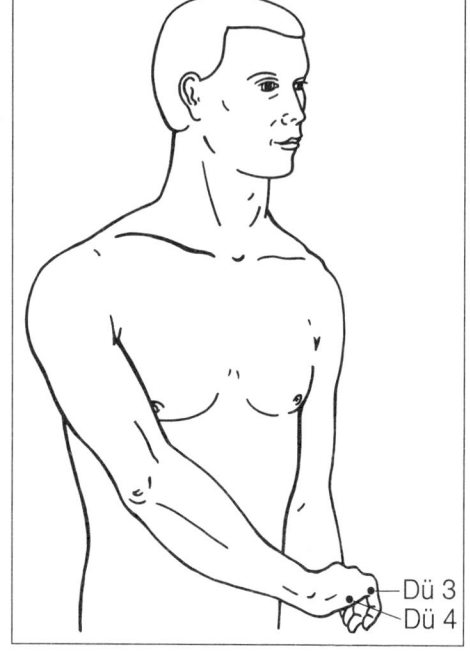

— Dü 3
— Dü 4

Indikationshinweise

Spasmolyse: Krämpfe, epileptiforme Zustände, Torticollis; Schleimhäute: Konjunktivitis, Blepharitis, Diarrhoe; Obstipation, Meteorismus, Anorexie

Mittel der Literatur und der eigenen Erfahrung

Agaricus, Asa foetida, Belladonna, Carbo vegetabilis, Ferrum phosphoricum, Hyoscyamus, Lycopodium, Nux vomica, Plumbum, Pyrogenium

Kurzes Wirkprofil und bewährte Potenzen einiger Mittel

Agaricus D6, D12
Verwirrung mit Schwindel und Taumeln, epileptiforme Krämpfe, Neuralgien im Gesicht, Neigung zu Katarrhen und Nießreiz,

anfallsweiser Husten, Brustdruck mit erschwerter Atmung, Zittern und Zucken der unteren Extremitäten; Verschlimmerung morgens und bei geistiger Anstrengung, Besserung durch Bewegung, gegen Abend.

Asa foetida D4, D6
Globusgefühl im Hals, Brennen der Speiseröhre, hartnäckiges Aufstoßen, Gastritis, Meteorismus, Verschlimmerung nachts.

Carbo vegetabilis D6, D12
Aufstoßen und Mundgeruch, Gastritis, Dyspepsie, Meteorismus, Abneigung gegen Milch und fette Speisen.

Plumbum D12
Magen-, Darm-, und Nabel-Koliken mit ausstrahlenden Schmerzen, Obstipation; epileptiforme Zuckungen, Steifheit der Glieder mit Zittern und Zucken, Haut überempfindlich gegen Berührung.

Pyrogenium D12
Herzschwäche und Herzklopfen, Gastroenteritis mit Fieber, Schüttelfrost, Kollapsneigung, Diskrepanz zwischen Temperatur und Puls, der sehr beschleunigt ist, septische Entwicklung mit viel Unruhe; alle Absonderungen riechen sehr schlecht.

Erwägenswerte Punktkombinationen

Abdominale Störungen

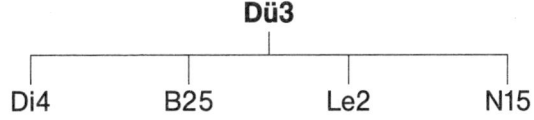

Konvulsionen, Auren, choreatische Zustände

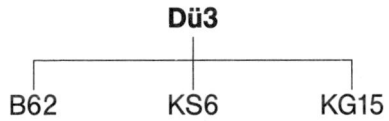

Dü4 Oann Kou –
Wan Ku

Quellpunkt

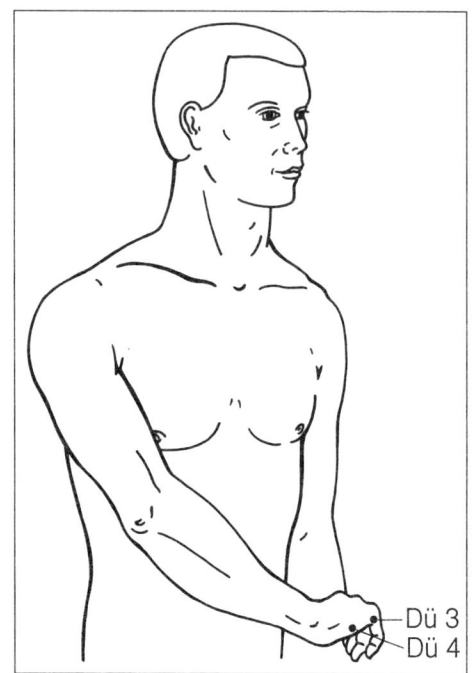

Dü 3
Dü 4

Lage

Hand lateral, am
Gelenkspalt zwischen
Metacarpale V
und Os hametum

Indikationshinweise

Kopfschmerz, Nackensteife, Trübung der Augenhornhaut;
Gastritis, Cholecystitis; unterstützend bei Diabetes; Schmerzen der Fingergelenke

Mittel der Literatur und der eigenen Erfahrung

Alumina, Aurum muriaticum, Benzoicum acidum, Carbo vegetabilis, Cuprum, Lithium carbonicum, Lycopodium, Natrium sulfuricum

Kurzes Wirkprofil und bewährte Potenzen eines Mittels

Lithium carbonicum D4, D6, D12
Harnsaure Dyskrasie, Uratablagerung in den Gelenken, chronischer Gelenkschmerz vor allem in den kleinen Gelenken, oft verbunden mit Kardialgie, Urikämie.

Erwägenswerte Punktkombinationen

Unterstüzend bei Diabetes

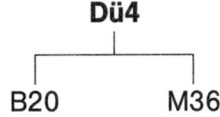

Dü4

B20   M36

Dü7   Tche Tcheng – Chi Cheng

**Lo-Punkt
Durchgangspunkt
zum Herzmeridian**

Lage

Mitte zwischen
Handgelenksfurche
und Ellenbeuge, am
Außenrand der Ulna

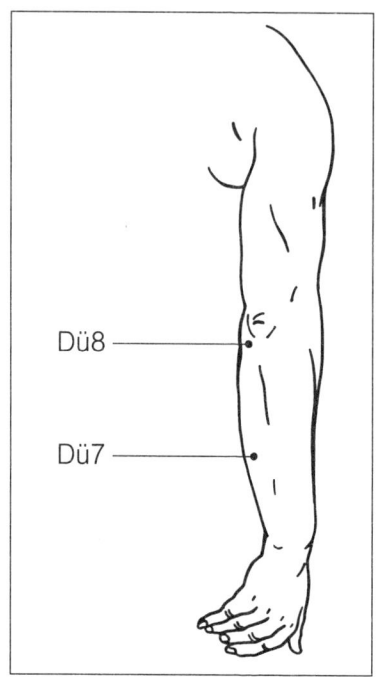

Dü8

Dü7

Indikationshinweise

Neurasthenie, auch sexuelle, Reizbarkeit und depressive Phasen, Angst; Nackensteife und Kopfschmerz; Hordeolum; spastische Obstipation, Diarrhoe; Schmerzen der Ellbogen und Finger; Fieber ohne Schweiß

Mittel der Literatur und der eigenen Erfahrung

Argentum nitricum, Chloralum, Colocynthis, Gelsemium, Natrium phosphoricum, Phosphor, Staphisagria, Veratrum album

Kurzes Wirkprofil und bewährte Potenzen einiger Mittel

Chloralum D12, C30
Schläfen- und Stirnkopfschmerz, besonders morgens; juckender Ausschlag nervöser Menschen; Inkontinenz in der ersten Nachthälfte.

Staphisagria D6, D12, C30
Neurasthenie, reizbare Schwäche, Hypochondrie, leicht beleidigt, geschlechtlich oft sehr reizbar; Kopfschmerz, Gähnen bessert; Hordeolum, Chalazion; Magenatonie, Koliken durch Ärger, Verlangen nach Reizmitteln; Verschlimmerung durch Ärger und Kummer, beim Aufstehen morgens.

Dü8 Siao Rae –
Xiao Hai

Kleines Meer
Ho-Punkt
Sedationspunkt

Lage

Dorsalseite des Armes,
distal vom Ellbogen-
gelenk, bei gebeugtem
Arm in der Mulde
zwischen Olecranon und
Epicondylus ulnaris

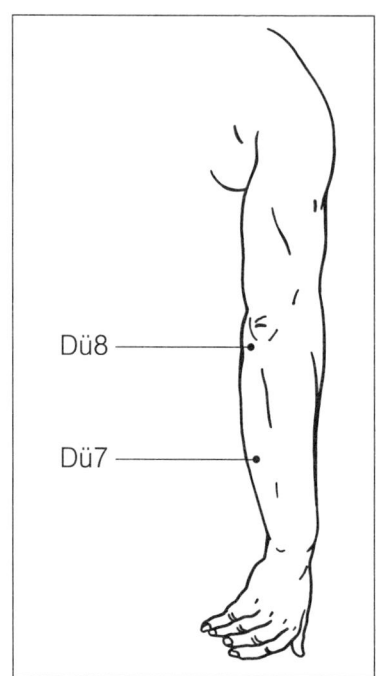

Dü8

Dü7

Indikationshinweise

Epilepsie, epileptiforme Zustände; Nacken- und Schulterschmerzen; Brachialgie; Lumbago

Mittel der Literatur

Cistus canadensis, China, Colocynthis, Ferrum phosphoricum, Gnaphalium, Oenanthe crocata, Psorinum, Veratrum album

Kurzes Wirkprofil und bewährte Potenzen eines Mittels

Oenanthe crocata D4, D6
Schwindel, Delirien, epileptiforme Konvulsionen; Brennen im Mund und im Verdauungstrakt, Übelkeit, Brechreiz; konvulsives Gesichtszucken; hartnäckige Dermatopathien.

B10   Tian Zhu – T'ien Chu

**Himmelssäule
Spezialpunkt
(nach** *BACHMANN***)**

Lage

Unterer Rand des
Os occipitale,
2 Querfinger von der
Mittellinie, (in der
Höhe von LG15)

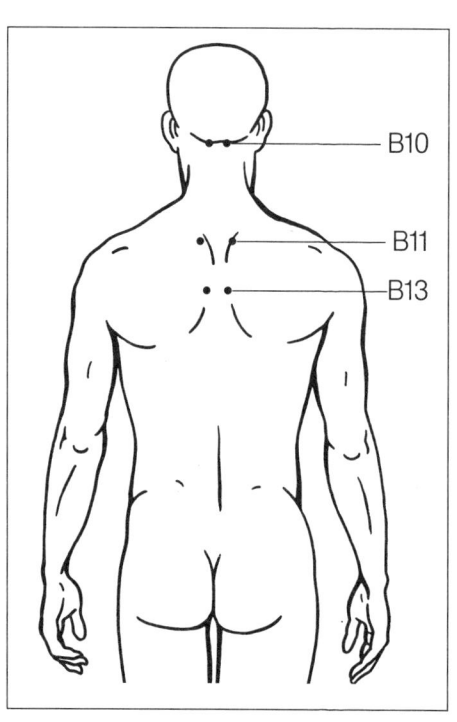

Indikationshinweise

Äquilibrirende Wirkung auf das System des N. vagus, (komplementär zu G20); Neurasthenie, Hysterie; Kopfschmerz, Migräne, Durchblutung des Schädels, Sehstörungen; entzündliche Störungen von Nase und Augen, Sinusitis, Anosmie; Nackensteife, Schulter- und Rückenschmerz, Laryngitis, Pharyngitis

Mittel der Literatur und der eigenen Erfahrung

Cinnabaris, Kalium bichromicum, Prunus spinosa

Kurzes Wirkprofil und bewährte Potenzen eines Mittels

Prunus spinosa D6 (Ampullen ab D3)
rechtsseitige Ciliarneuralgie; Herzwirkung (ähnlich Crataegus), Aszites; Wasserretention in Füßen und Knöcheln.

Erwägenswerte Punktkombinationen

Beschwerden durch Stauungen im Kopfbereich

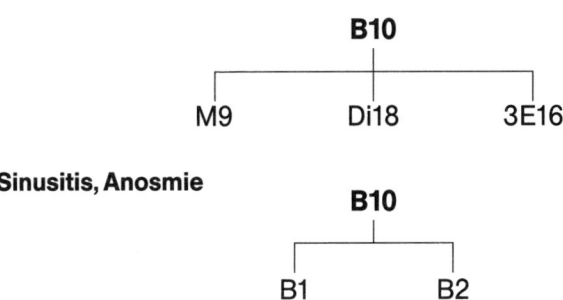

Sinusitis, Anosmie

B11   Dashu – Tae Tchou

Großes Weberschiffchen

**Einer der »acht einflußreichen Punkte«
»Einstiegspunkt« der Beifallspunkte
Diagnose- und Therapiepunkt
bei Knochenerkrankungen**

Lage

2 Querfinger
lateral des 1. BW,
an der unteren Kante

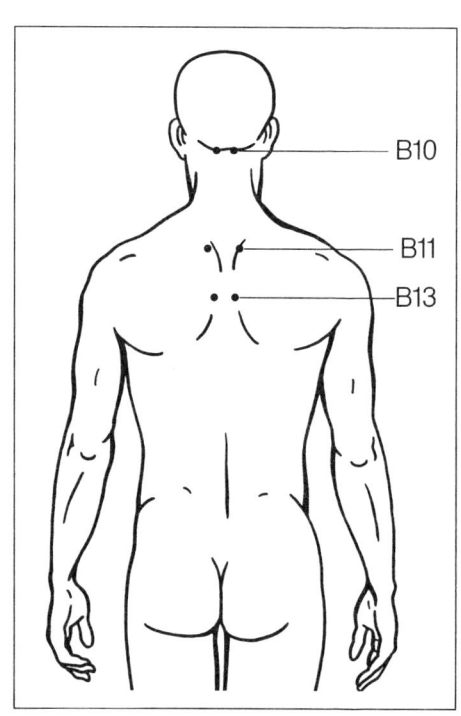

Indikationshinweise

Depressionen, Angst, Unruhe, begleitet von Krämpfen, psychische Erscheinungen mit Muskelverspannung; Kopf-, Schulter und Rückenschmerzen; rheumatoide Erscheinungen an Muskeln und Bändern entlang der Wirbelsäule

Mittel der Literatur

Calcium fluoratum, Phellandrium, Phosphor, Silicea

Erwägenswerte Punktkombinationen

Kopfschmerzen mit Schulterschmerzen

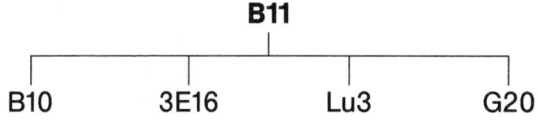

Knochenerkrankungen, Osteoporose, schlecht heilende Frakturen

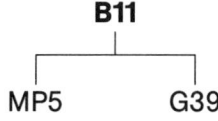

B13 Fei Ju –
Feishu

**Zustimmungspunkt
des Lungenmeridians**

Lage

Zwischen 3. und 4. BW
2 Querfinger lateral
der Mittellinie

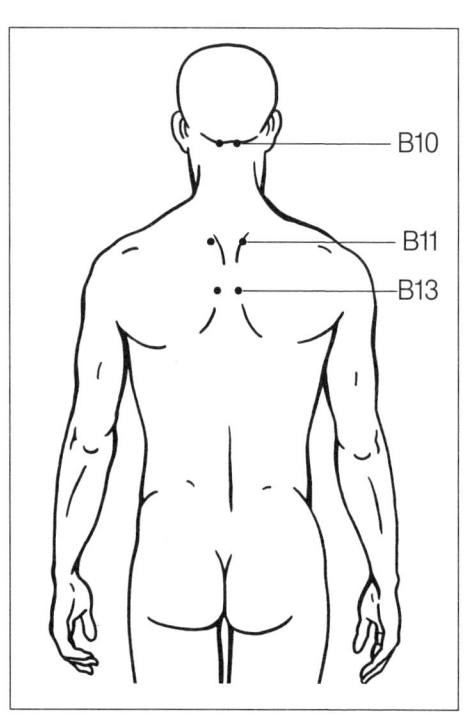

B10

B11

B13

Indikationshinweise

Suizidneigung; nachmittägliches Fieber, Nachtschweiße;
Dyspnoe, Reizhusten, chronische Bronchitis, Asthma; Pruritus

Mittel der Literatur

Antimonium jodatum, Antimonium tartaricum (=Tartarus emeticus), Carboneum sulfuratum, Kalium sulfuricum, Naja tripudians, Pulsatilla

Kurzes Wirkprofil und bewährte Potenzen eines Mittels

Antimonium tartaricum D6, D12, C30 und höher
Schwäche, hydrogenoide Konstitution, Reaktionsmangel und
Kräfteverfall; Herzschwäche mit Erschöpfung und Zittern
(keine niederen Potenzen bei Herzschwäche); Ansammlung
von Schleim im Respirationstrakt, Schleim wird nicht heraus-
gebracht, muß sitzen, um atmen zu können, Auswurf zäh und
gelb; erschöpfende Durchfälle.

Erwägenswerte Punktkombinationen

Chronische Bronchitis

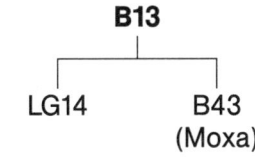

Asthma

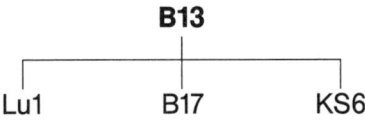

B15 Sinn Ju – Xinshu

Zustimmungspunkt des Herzmeridians

Lage

2 Querfinger
lateral der Wirbel-
säule, in der Höhe
zwischen 5. und 6. BW

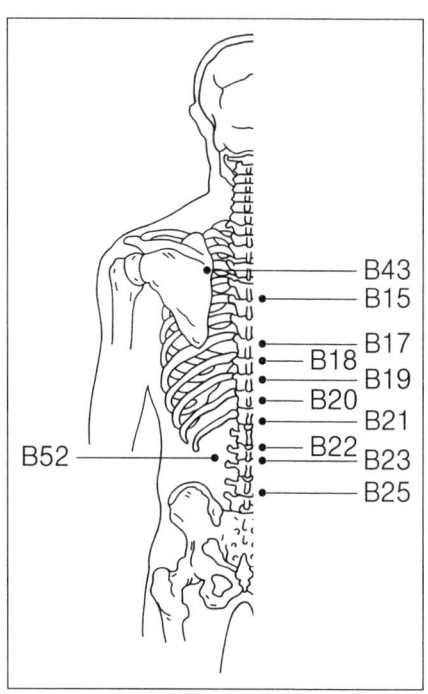

Indikationshinweise

Depressionen, Lampenfieber, Vergeßlichkeit, Reizbarkeit, panische Stimmung; Tachykardie, Arrhythmie, Palpitationen, Angina pectoris; Epilepsie

Mittel der Literatur

Adonis vernalis, Crataegus, Gelsemium, Kalium carbonicum, Kalium phosphoricum, Kalmia, Strophantus gratus

Kurzes Wirkprofil und bewährte Potenzen einiger Mittel

Adonis vernalis D6
Linksseitiger Kopfschmerz; Tachykardie, besonders bei Hyperthyreose, Arrhythmie bei Myokardschaden, Fettherz; Ödemausschwemmung (steigert Diurese), Entleerung überfüllter Venen; rheumatische Konstitution, Reißen in den Gliedern und im Rücken.

Strophantus gratus D4, D6, D12
Cor nervosum, Herzangst, Stenokardie, Herzasthma, dauernder Brustdruck, Myokardschaden, Dilatation der Ventrikel, (verstärkt die Herzkontraktion); Ödemausschwemmung, besonders bei chronischen Nierenleiden, rasche Wirkung.

Erwägenswerte Punktkombinationen

Herzsymptome

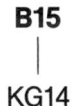

B15
|
KG14

B17 Ko Ju – Geshu

Zwerchfellpunkt

**Einer der »Acht einfluß-
reichen Punkte«
Punkt des Austausches
oben–unten,
bzw. Yin–Yang
Punkt mit dem
Stichwort »Blut«**

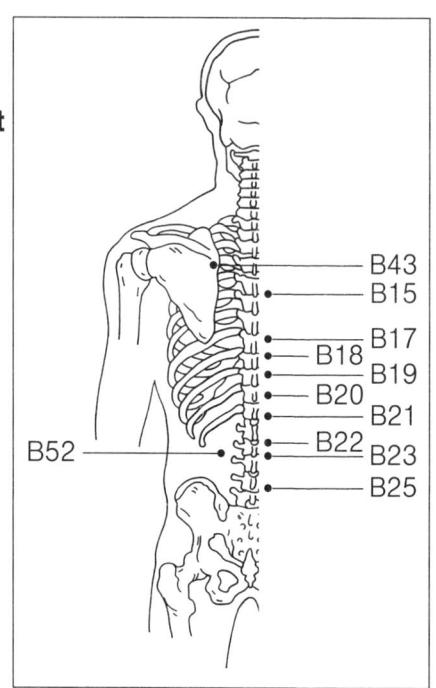

B43
B15
B17
B18 B19
B20
B21
B52
B22 B23
B25

Lage

2 Querfinger lateral
des 7. BW in Höhe
des Dornfortsatzes

Indikationshinweise

Blutzirkulation und Blutbild, besonders venöse Bluterkrankun-
gen, Blutgerinnung; konsumptive Erkrankungen, Abmagerung,
Bluthusten; Asthma, Husten, Motilität des Zwerchfells, Roemheld-Syndrom, Erbrechen, Schluckauf, Abneigung gegen
Speisen; Nachtschweiße

Mittel der Literatur

Alumina, Apis, Lachesis, Naja tripudians

Kurzes Wirkprofil und bewährte Potenzen
einiger Mittel

Apis D4, D6, D12, C30
Entzündungen von Haut und Schleimhaut; Ödeme; Schwellun-
gen mit Röte und Stechen; Neigung zu Eiterungen; Urticaria.

Lachesis D12, C30 und höher
Septische Prozesse, Infektionskrankheiten; hämorrhagische Diathese, Kapillarschädigungen; Endo- und Myokarditis, Palpitationen mit Ohnmachtsanfällen; Thrombophlebitis; Entzündungen mit Rötung; empfindlich gegen Berührung; Logorrhoe, linksseitiges Mittel.
Empfehlung: bei septischen Entzündungen Lachesis D12, Echinacea D4, Pyrogenium C30 als Mischinjektion.

Alumina D6, D12, C30 und höher
Tiefgreifendes Mittel bei chronischen Schädigungen an Gehirn, Rückenmark und Nerven (meist bei schwachen Personen); Arteriosklerose; chronische Schleimhautkatarrhe bei Kindern und alten Leuten; atonische Obstipation, Mastdarm- und Blasenlähmung; klimakterische Beschwerden bei frostigen Personen mit schlaffer Haut.

Naja D12, C30
Periodische, mehr linksseitige Kopfschmerzen; akute Herzschwäche und chronische Herzleiden; Arrhythmien und Stenokardien, Herzklappenfehler; nervöse Störungen, kleiner, frequenter Puls.

Erwägenswerte Punktkombinationen

Kreislaufschwäche

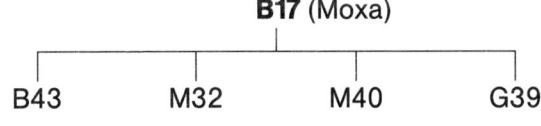

»Blutarmut«

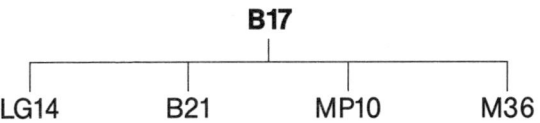

B18   Kann Ju –
          Ganshu

Zustimmungspunkt des Lebermeridians

Lage

2 Querfinger
lateral der Mittel-
linie, zwischen
9. und 10. BW

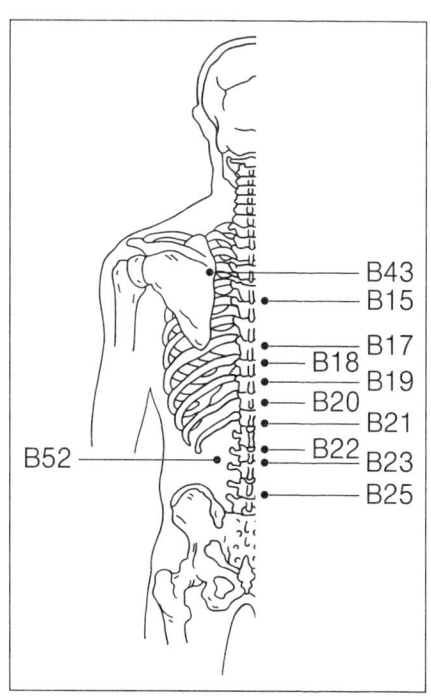

Indikationshinweise

Neurasthenie, Verwirrung, Reizbarkeit, Sehstörungen, Nachtblindheit; Lebererkrankungen, Hepatitis, Gelbsucht; Schmerzen im Hypochondrium, Magenerkrankungen, Hämatemesis

Mittel der Literatur

Berberis vulgaris, Fabiana imbricata (= Pichi Pichi), Kalium carbonicum, Magnesium muriaticum

Kurzes Wirkprofil und bewährte Potenzen einiger Mittel

Fabiana imbricata Ø
Diuretikum, Tonikum, Cholagogum.

Magnesium muriaticum D3, D4, D6 und höher
Kopfneuralgie; Leberleiden mit hartnäckiger Obstipation, Pfortaderstauung, chronische Verdauungsbeschwerden bei Frauen, Uterusstauungen; schwarze Regelblutung, dabei hysterisch; Lebergegend empfindlich, Schmerzen strahlen zum Kreuz aus; Kinder, die keine Milch vertragen; Verschlimmerung an der See, nachts.

Erwägenswerte Punktkombinationen

Leberbeschwerden

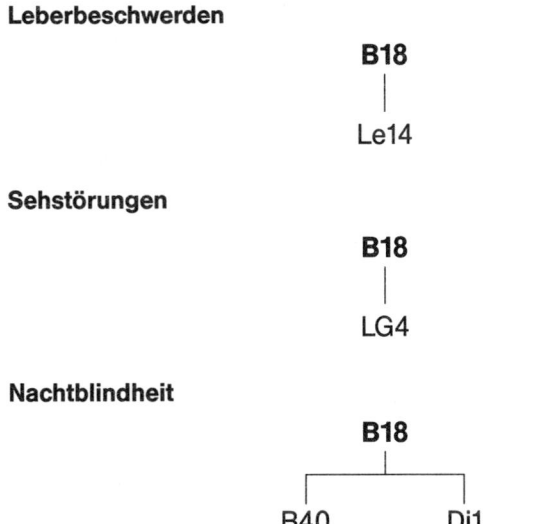

B18
|
Le14

Sehstörungen

B18
|
LG4

Nachtblindheit

B18
|
B40 Di1

B19 Tann Ju – Danshu

Zustimmungspunkt des Gallenmeridians

Lage

2 Querfinger
lateral der Mittel-
linie, zwischen
10. und 11. BW

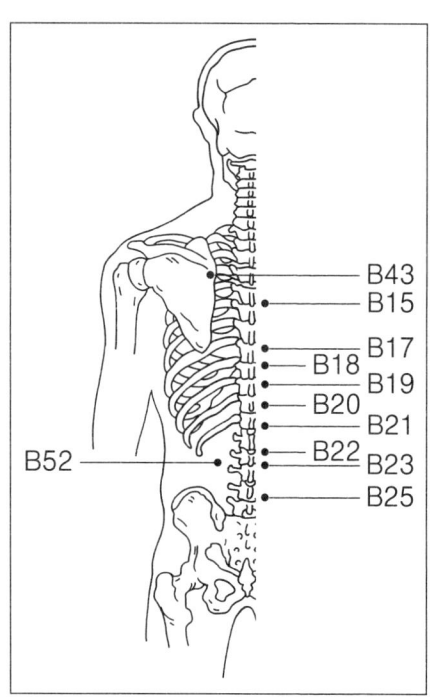

Indikationshinweise

Pleuritis, Schmerzen in Brust und Hypochondrium; Gastritis;
Cholezystitis, Hepatitis, Gelbsucht

Mittel der Literatur

Atropinum, Berberis vulgaris, Calcium sulfuricum, Chelidonium, Cholesterinum

Kurzes Wirkprofil und bewährte Potenzen einiger Mittel

Berberis vulgaris D4, D6, D12
Harnsaure Diathese, Gallenstein- und Nierensteinleiden, Nephropathien; Rückenschmerzen; Leberschmerzen; Gelenk- und Muskelrheumatismus; venöse Stauungen im Unterleib

Cholesterinum D3, D4, D6, D12 und höher (Ampullen ab D6)
Lebervergrößerung, Zirrhose, (unterstützend bei CA), Gelbsucht, Gallensteine (Cholesterinum D3 mit Berberis D6 zur Auflösung von Steinen [nach *BUSSE*]); C30 und C200 in seltenen Gaben sollen bei Hypercholesterinämie wirksam sein [nach *VOISIN*].

Erwägenswerte Punktkombinationen

Cholepathien

B19

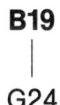

G24

B20 Pi Ju –
Pishu

Zustimmungspunkt des Meridians
Milz/Pankreas

Lage

2 Querfinger
lateral der Mittel-
linie zwischen
dem 11. und 12. BW

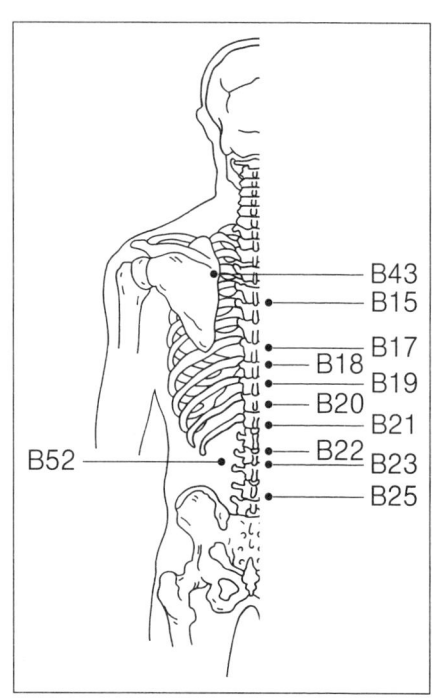

Indikationshinweise

Müdigkeit, Abmagerung trotz guter Ernährung; chronische
Pankreas- und Milzerkrankungen; Gelbsucht, aufgetriebener
Bauch, Roemheld-Syndrom, Meteorismus, Singultus; Diarrhoe,
nervöses Erbrechen

Mittel der Literatur und der eigenen Erfahrung

Arsenicum album, Ceanothus, China, Kalium sulfuricum, Sulfur

Kurzes Wirkprofil und bewährte Potenzen eines Mittels

Ceanothus D1–D4
Milz- und Leberschwellung vor allem nach Infektionskrankheiten, nach Malaria, nach Chininabusus; anämische Zeichen; dunkler Urin; kann nicht links liegen.

Erwägenswerte Punktkombinationen

Milz-, Pankreas- und Leberbeschwerden

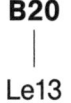

B20
|
Le13

Leukozytenmangel

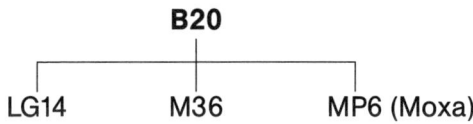

B20

LG14   M36   MP6 (Moxa)

B21 Oe Ju – Wei Yu

Meisterpunkt des Magens
Zustimmungspunkt des Magenmeridians

Lage

2 Querfinger
lateral der Mittel-
linie zwischen
12. BW und 1. LW

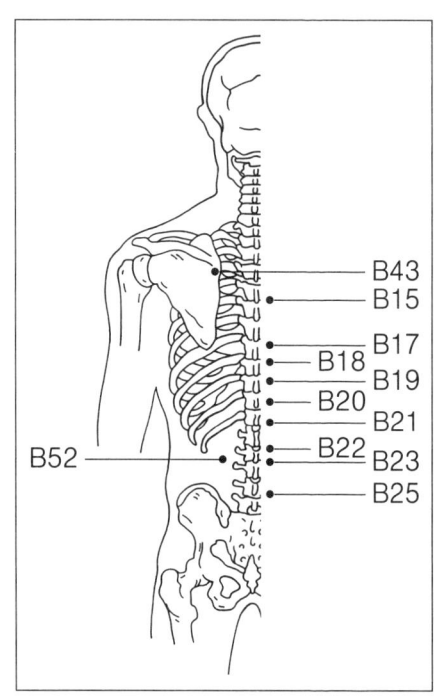

Indikationshinweise

Alle Magenerkrankungen, Krämpfe, Gastritiden, Hyper- und Hypoazidität

Mittel der Literatur und der eigenen Erfahrung

Abrotanum, Aethusa, Antimonium crudum, Argentum nitricum, Kalium chloratum, Kalium phosphoricum, Nux vomica, Okoubaka

Kurzes Wirkprofil und bewährte Potenzen einiger Mittel

Abrotanum D4
Appetitlosigkeit und Schwäche, besonders bei Kindern, Blutarmut, Marasmus.

Aethusa D4
Brechdurchfall der Kinder, Sommerdiarrhoe, Folgen falscher Ernährung, Anorexie.

Antimonium crudum D4
Gastritis, Dyspepsie, Colitis, Enteritis regionalis, Völlegefühl, Abneigung gegen alle Speisen; Ekzeme, Rhagaden.

Argentum nitricum D6, D12
Gastritis, Dyspepsie, Ulcus, Splitterschmerz; Verlangen nach Süßem, das aber nicht vertragen wird.

Nux vomica D4, D6
Gastritis, akut und chronisch; Leberschwellung; Beschwerden nach Genußmittelabusus; Magenspasmen; Ulcus ventriculi et duodeni.

Okoubaka D3
Verdauungsstörungen nach Vergiftungen, Intoxikation durch Lebensmittel, Insektizide; Resttoxinbehandlung nach Infekten.

Erwägenswerte Punktkombinationen

Gestörte Magenverdauung

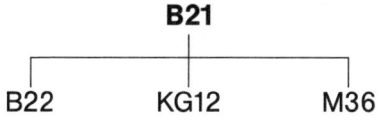

B21

B22 KG12 M36

B22 Sann Siao Ju – Sanjiaoshu

Zustimmungspunkt des Meridians 3E

Lage

2 Querfinger
lateral der Mittel-
linie zwischen
1. und 2. LW

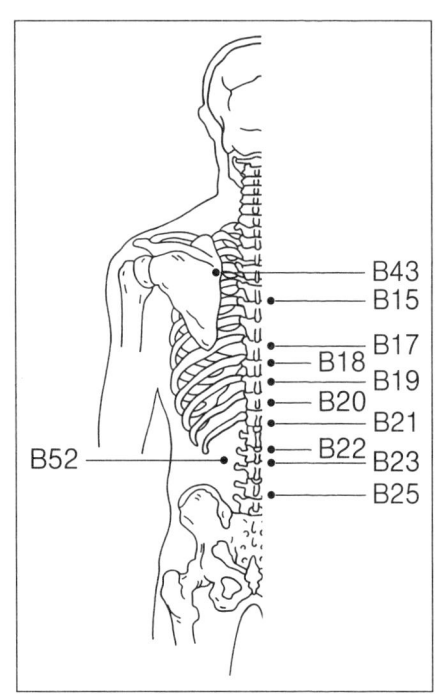

B43
B15
B17
B18
B19
B20
B21
B52
B22
B23
B25

Indikationshinweise

Kopfschmerz mit Schwindel und Verspannung; Brechreiz und Erbrechen nach dem Essen; aufgetriebener Bauch, Borborygmus; Diarrhoe; Aszites; Nephritis

Mittel der Literatur und der eigenen Erfahrung

Argentum nitricum, Calcium carbonicum, Calcium sulfuricum, Cuprum arsenicosum, Ferrum, Marmoreck, Terebinthina

Kurzes Wirkprofil und bewährte Potenzen eines Mittels

Marmoreck D12, C30
Nervöse Schlaflosigkeit, blaß, nervös; Abmagerung, Anorexie mit Hypotonie; Lymphadenopathie, Fieber ohne Äthiologie; trockene Schleimhäute; wiederholte Zahnerkrankungen, wiederholter Schnupfen; wandernde Gliederschmerzen mit Krämpfen; Verschlimmerung während der Menses, Besserung durch Ruhe.

Erwägenswerte Punktkombinationen

Abdominale Beschwerden

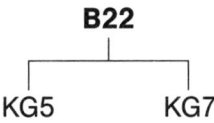

Nephritis

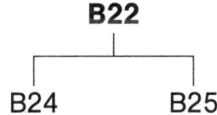

B23 Chenn Ju – Shenshu

Zustimmungspunkt des Nierenmeridians

Lage

2 Querfinger
lateral der Mittel-
linie zwischen
2. und 3. LW

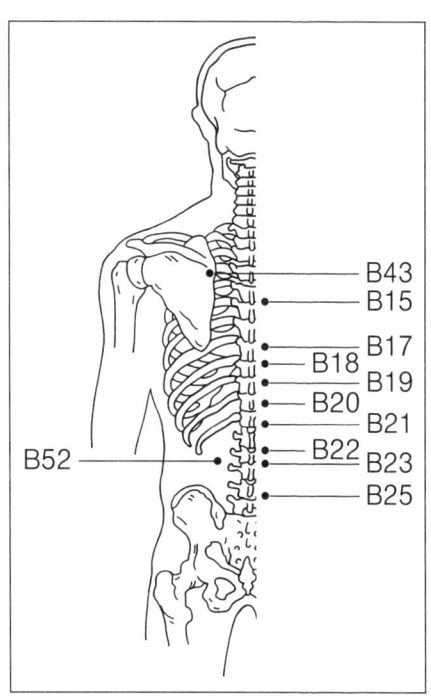

B43
B15
B17
B18
B19
B20
B21
B52
B22
B23
B25

Indikationshinweise

Müdigkeit, Ängstlichkeit; verschwommenes Sehen; Tinnitus,
Taubheit; Leber- und Gallenerkrankungen; Diarrhoe mit Verschlimmerung bei Kälte; Rückenschmerzen, Schwäche der
Knie; Urethritis, Inkontinenz, Harnträufeln, Impotenz, Samenverlust im Schlaf; unregelmäßige Menstruation, Fluor

Mittel der Literatur

Cantharis, Carduus marianus, Chelidonium, Kalium chloratum,
Plumbum jodatum, Terebinthina (= Oleum Tereb.)

Kurzes Wirkprofil und bewährte Potenzen eines Mittels

Terebinthina D4, D6, D12
Lithämische Konstitution, große Schwäche, schwaches Konzentrationsvermögen; verschleppte Lungenentzündung, fötide Bronchitis; Nephritis, Nierengrieß und Nierensteine, brennende Schmerzen der Nierengegend, Brennen der Harnröhre, Hämaturie, Harn spärlich, dunkel, nach Veilchen riechend, mehr linksseitiges, kräftiges Ziehen in den Hoden; Meteorismus, Blähsucht.
(Bei hartnäckigen Ischiasschmerzen sollen sich 1–3 Tropfen der Urtinktur täglich bewährt haben.)

Erwägenswerte Punktkombinationen

Nierenerkrankungen

B23
|
G25

Impotenz, Samenverlust im Schlaf

B23
|
B15

Rückenschmerzen, Schwäche der Knie

B23
|
B40

Inkontinenz, Harnträufeln

B23

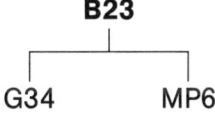

G34   MP6

B25   Ta Tchrang Ju – Dashangshu

Zustimmungspunkt des Dickdarmmeridians

Lage

2 Querfinger lateral der Mittel-linie zwischen 4. und 5. LW

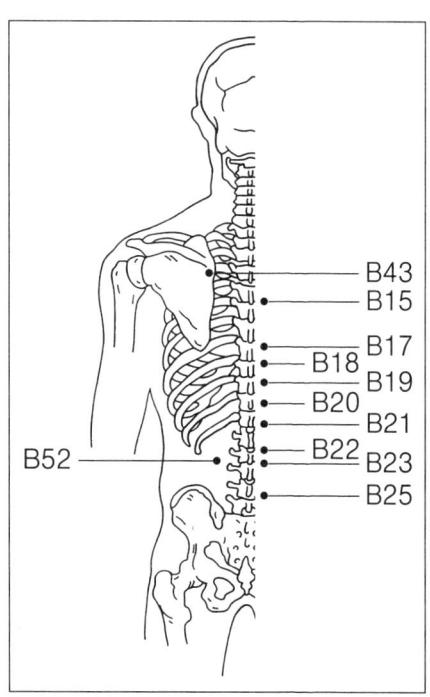

Indikationshinweise

Schmerz und Spannung im Abdomen, aufgetriebener Leib, Borborygmus; Obstipation, auch Diarrhoe; Colitis, Enteritis; Inkontinenz; Lumbalgie

Mittel der Literatur

Aloe, Asa foetida, Calcium phosphoricum, Carduus marianus, Hydrastis, Kalium bichromicum, Pyrogenium

Kurzes Wirkprofil und bewährte Potenzen eines Mittels

Asa foetida D4, D6, D12 (Ampullen ab D6)
Neurasthenie, empfindlich gegen Berührung, Globus hystericus; Gastritis, Meteorismus, gastrokardiale Symptome, schlecht schmeckendes Aufstoßen und Rülpsen; stinkende Ausscheidungen.

Erwägenswerte Punktkombinationen

Colitiden, Enteritiden

B25
|
M25

Inkontinenz

B25
|
B32

B27 Siao Tchrang Ju – Xiaochangshu

Zustimmungspunkt des Dünndarmmeridians

Lage

Auf der Spina iliaca posterior superior in Höhe des 1. Sakralloches, 2 Querfinger lateral der Mittellinie

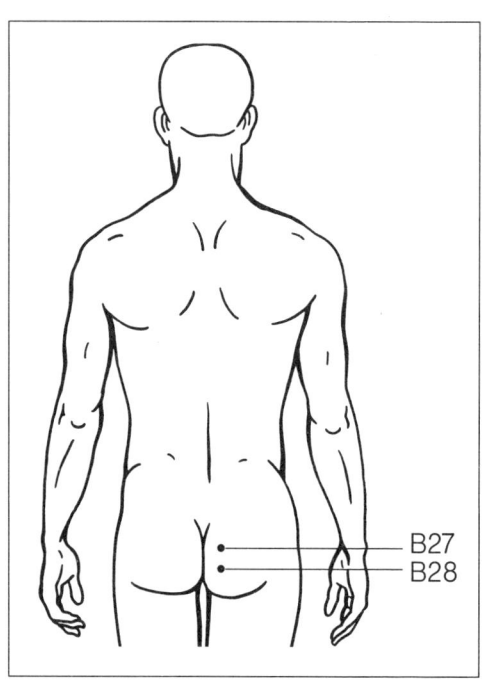

B27
B28

Indikationshinweise

Enteritis, Darmkoliken, Schmerzen im unteren Abdomen, Durchfälle; Zystitis, Hämaturie; Enuresis, Endometritis; Lumbalgien, Ischialgien

Mittel der Literatur

Allium sativum, Aloe, Cantharis, Calcium phosphoricum, Cuprum aceticum, Lachesis

Kurzes Wirkprofil und bewährte Potenzen eines Mittels

Aloe D6, D12 und höher
Lymphatische Konstitution; hypochondrische Einstellung; Colitis, Enteritis, morgendlicher Durchfall; Schließmuskelschwäche; Schwäche nach Durchfall; Meteorismus, Koliken; Leber- und Pfortaderstauungen, venöse Stauungen besonders sitzender Berufe sowie bei Biertrinkern; Lumbago; Wiederherstellung der physiologischen Balance nach Medikamentenabusus.

Erwägenswerte Punktkombinationen

Enteritiden

B27
|
KG4

Durchfälle

B27
|
MP4

B28 Prang Koann Ju – Panggungshu

Zustimmungspunkt des Blasenmeridians

Lage

3 Querfinger lateral der Mittellinie in Höhe des 2. Sakralloches

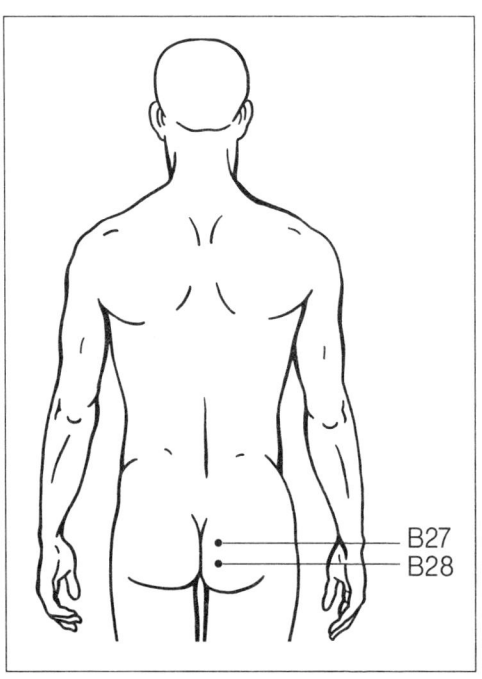

B27
B28

Indikationshinweise

Diarrhoe; alle Erkrankungen des Harntraktes, Blasenatonie, Harnsperre, Enuresis; Schmerzen und Steifheit des unteren Rückens, Hilfspunkt bei Ischias und Lumbago

Mittel der Literatur

Aconitum, Eucalyptus, Fabiana imbricata, Kreosotum, Magnesium phosphoricum, Pareira brava

Kurzes Wirkprofil und bewährte Potenzen eines Mittels

Pareira brava Ø bis D4 (Ampullen ab D4)
Steindiathese; Cystitis, Cystopyelitis, Urethritis, Schmerzen in Glans penis und Urethra bis in die Schenkel reichend, beständiger Harndrang.

Erwägenswerte Punktkombinationen

Erkrankungen des Harntraktes

B28
|
KG3

B31   Chang Tsiao –
Shang Liao

**Meisterpunkt
des Klimakterium**

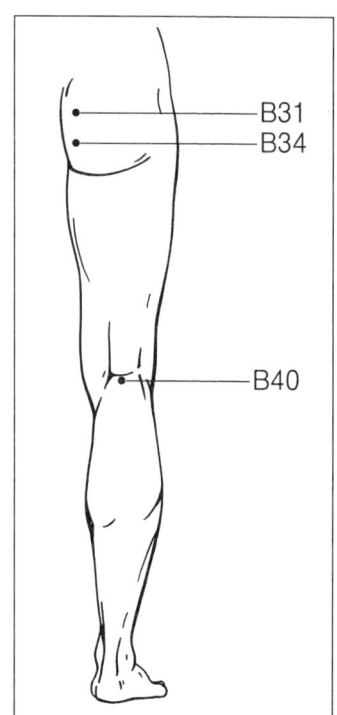

Lage

Oberstes Sakralloch
an der inneren
Kante des unteren
Quadranten

Indikationshinweise

Klimakterische Beschwerden; Hitzewallungen, Herzklopfen,
Wechsel von Depression und Erregung, Fluor; Miktionsstörungen bei Prostatahypertrophie; Lumbalgien und Ischialgien

Mittel der Literatur und eigene Erfahrungen

Aristolochia, Lachesis, Sabal serrulata, Sanguinaria, Sepia

Kurzes Wirkprofil und bewährte Potenzen einiger Mittel

Aristolochia D12
Depressionen, Zerschlagenheit; Einleitung der Menarche, aussetzende Regel; Magenschmerzen; Blasenschmerzen; venöse Stauungen

Lachesis D12
Klimakterische Beschwerden, hyperthyreotische Beschwerden im Klimakterium; Globusgefühl im Hals, Herzklopfen; Neigung zu Thrombosen; Empfindlichkeit gegen Berührung, besonders am Hals, Erregung und Geschwätzigkeit; feuchtes Wetter und Ruhe verschlimmern, alles ist morgens am schlimmsten; Besserung durch Bewegung.

Sabal serrulata D4, D6
Miktionsstörungen bei Prostatahypertrophie, nächtlicher Harnzwang, Schmerzen bei der Miktion; Ovaralgien.

Sepia D6, D12
Klimakterische Depressionen; Erschöpfung, Migräne, Senkungsbeschwerden, Menstruationsstörungen im Klimakterium, reizbar und launisch; Blutstauungen, kalte Füße, dabei warme Hände; morgens langsam in Gang kommend, abends munter, menschenreiche Räume sind unangenehm, besser bei Bewegung an frischer Luft.

Erwägenswerte Punktkombinationen

Klimakterische Beschwerden

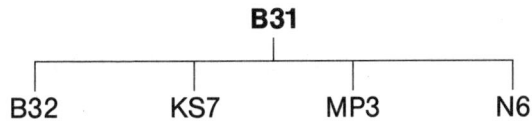

B34 Sia Tsiao – Xia Jiao Unteres Kellerloch

Spezialpunkt Bindegewebs-schwäche

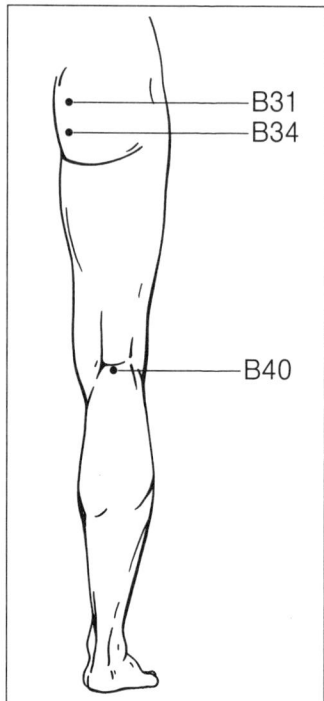

Lage

4. Sakralloch,
1 1/2 Querfinger
lateral der Mittel-
linie nach der
Glutealfalte

Indikationshinweise

Bindegewebige Schwäche; Steifheit der Lenden, Ischialgien;
Miktionsstörungen; Fluor

Mittel der Literatur und der eigenen Erfahrung

Aletris farinosa, Equisetum, Gnaphalium, Silicea

Kurzes Wirkprofil und bewährte Potenzen einiger Mittel

Aletris farinosa D4
Bindegewebsschwäche; Senkungsbeschwerden, Unterleibsbeschwerden nach der Geburt; Fluor albus.

Equisetum D4
Bindegewebsschwäche; Reizblase, häufiger Harndrang, Blasenschmerz.

Gnaphalium D4
Ischialgie, Lumbalgie, Sakralschmerzen, heftiger bis zu den Zehen reichender Schmerz und Taubheitsgefühl.

Silicea D12
Bindegewebsschwäche; häufige Otitiden bei Kindern, die sich schlecht entwickeln; Uterussenkung; Fluor albus.

Erwägenswerte Punktkombinationen

Reizblase

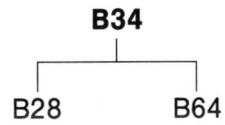

Fluor albus

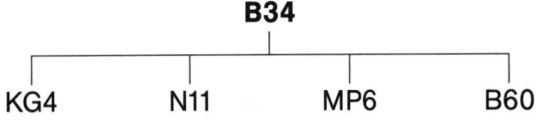

B40 Oe Tchong – Weizhong

**Mitte des Stau-
gewässers
Stoffwechselpunkt
Wichtiger Punkt bei
Hauterkrankungen***

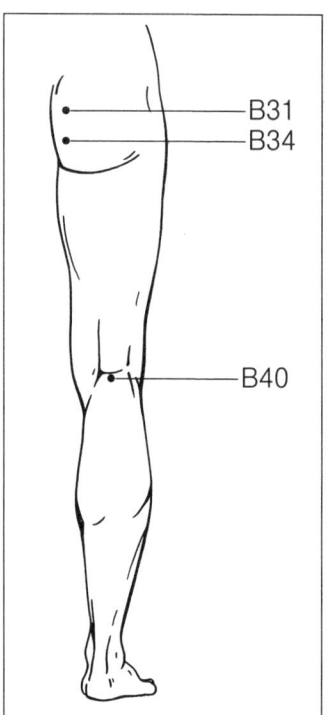

Lage

In der Mitte
der Kniekehle

Indikationshinweise

Hauterkrankungen; Ekzeme,
Furunkel, Pruritus; Schmerzen
und Paresen der unteren Glied-
maßen; Gonarthrose

Mittel der Literatur und der eigenen Erfahrung

Echinacea, Lachesis, Lycopodium, Pyrogenium, Thuja

Kurzes Wirkprofil und bewährte Potenzen
einiger Mittel

Echinacea D4
Septische Prozesse, Eiterungen; Lymphagitis, Lymphadenitis,
Ulcus cruris.

Lachesis D12
Septische Prozesse ohne Fieber; Verschlechterung in der
Nacht, berührungsempfindlich, alle Entzündungen sind dun-
kelrot.

Lycopodium D4, D6, D12, C30
Chronische Eiterungen und Geschwüre; Ulcus cruris, hartnäckkige Furunkulose, chronische Akne mit Störungen des Magen- und Darmtraktes und der Leber, juckende rissige Ausschläge, Abszesse unter der Haut; Taubheit und Reißen der Hände und Füße, Reißen in Schulter und Ellbogen, Fersenschmerzen; rechtsseitig wirkend, Verschlimmerung nachmittags und in Ruhe; Besserung durch Bewegung und in frischer Luft.

Thuja D6, D12, C30
Chronische Hautgeschwüre; nässende, eiternde Flechten; rauhe und krustige Warzen, fettig-schmutzig aussehende Haut; periodische rheumatoide, spannende Gliederschmerzen; Knacken der Gelenke beim Ausstrecken; Verschlimmerung bei Nässe und Kälte; Besserung durch Berührung und warme Umschläge.

Erwägenswerte Punktkombinationen

Chronische Hauterkrankungen

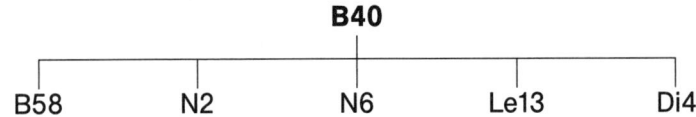

Frische entzündliche Hauterkrankungen

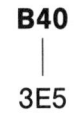

Hüftschmerzen

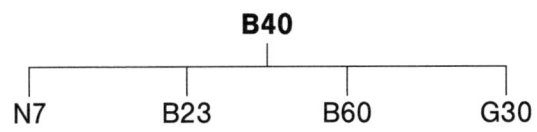

*) in der älteren Literatur B54

B43 Kao Roang –
Gaohuang

Das Innere
Lebenszentren
Spezialpunkt
(nach
BACHMANN)*

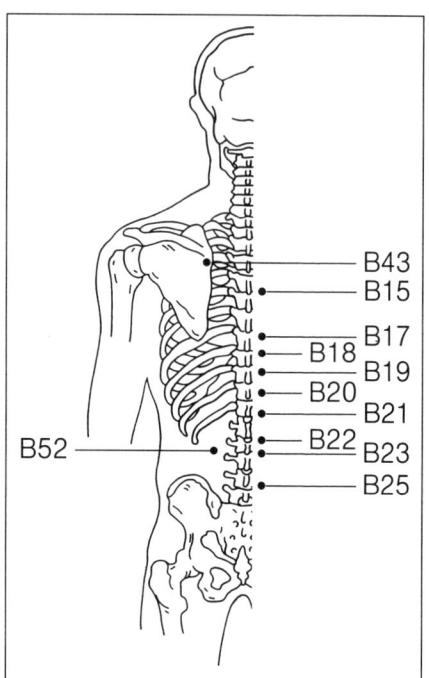

B43
B15
B17
B18
B19
B20
B21
B22 B23
B25
B52

Lage

In Höhe der
Unterkante des
4. BW auf der Linie
des inneren
Schulterblattrandes

Indikationshinweise

Depression, Ängstlichkeit, Gedächtnisschwäche, Neurasthenie, Rekonvaleszenz; Epistaxis; Herzschwäche; Bronchitis; Amenorrhoe; mangelnde Durchblutung der Extremitäten durch Anämie

*) in der älteren Literatur B38

Mittel der Literatur

Arsenium album, Cuprum, Ferrum

Erwägenswerte Punktkombinationen

Kräfteverfall

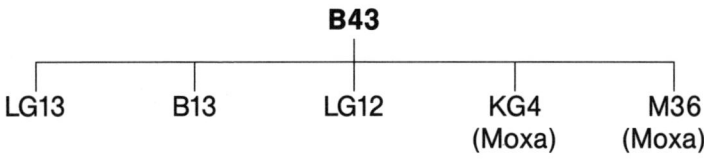

B43

LG13   B13   LG12   KG4   M36
                        (Moxa) (Moxa)

Asthma

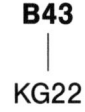

B43

KG22

B52* Tche Che – Zhi Shi

**Willenssitz
Wichtiger
Punkt bei
chronischen
Hautkrank-
heiten**

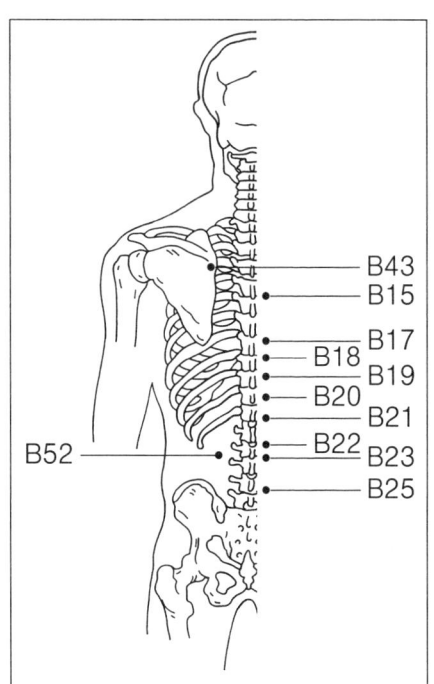

Lage

4 Querfinger
von der Mittel-
linie auf der
Senkrechten, die
vom inneren
Schulterblattrand
nach unten führt,
in Höhe des 2. LW

Indikationshinweise

Chronische, juckende Hautkrankheiten, Pruritus; Nierenentzündung

Mittel der Literatur und der eigenen Erfahrung

Cardiospermum, Coccus cacti, Sulfur

*) in der älteren Literatur B47

Kurzes Wirkprofil und bewährte Potenzen einiger Mittel

Cardiospermum D4
Urticaria, allergische und entzündliche Ekzeme, Pruritus, Arthritiden.

Coccus cacti D6
Nierenentzündungen, Zystopyelitis, scharfer Urin.

Sulfur D6, D12
NB: Sulfur ist ein sehr vielseitig wirksames Mittel, ein Polychrest. Hier nur: seborrhoische und trockene Ekzeme mit Jukken.

Erwägenswerte Punktkombinationen

Pruritus

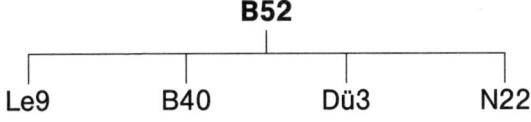

| | **B52** | | |
| Le9 | B40 | Dü3 | N22 |

Nierenentzündung

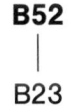

B52

B23

B58 Fei Lang –
Fei-yang
Aufschwung
Lo-Punkt

**Durchgangspunkt
zum Nierenmeridian
Stoffwechselpunkt**

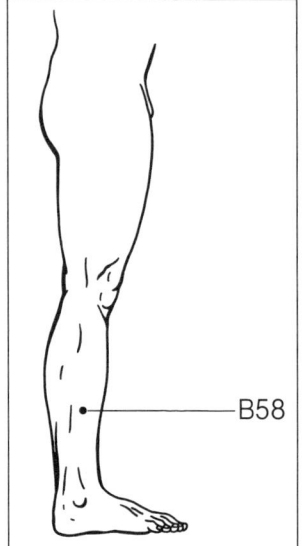

Lage

Außenseite der Wade,
auf der Hälfte
der Linie zwischen
Kniegelenksspalt und
äußerem Knöchel
am Hinterrand der
Fibula

Indikationshinweise

Claudicatio intermittens; Wadenkrämpfe, Lähmigkeit der Beine
und Knie, Fernpunkt für Nackenkopfschmerzen

Mittel der Literatur und der eigenen Erfahrung

Colchicum, Medorrhinum, Paris quadrifolia, Secale cornutum,
Tabacum

Kurzes Wirkprofil und bewährte Potenzen einiger Mittel

Colchicum D4, D6
Rheumatische Entzündungen der Gelenke, Sehnen und Periost; Gicht, Schwellung zwischen rot und blaß wechselnd, wandernde Gelenkschmerzen; Gastroenteritis, Geruch und Anblick von Speisen macht Brechreiz; Herz- und Nierenentzündungen.

Paris quadrifolia D4
Nebelhaftes Sehen; vom Nacken aus aufsteigende Hinterhauptkopfschmerzen; Heiserkeit bei Kehlkopfkatarrh; allgemeine rheumatische Schmerzen mit abendlicher Verschlimmerung.

Secale D4, D6
Migräne, Ohrensausen; Parästhesien und Paresen, Brennen, Kribbeln und Taubheit der Haut, Gangrän; Krämpfe in den Fingern und in der Beinmuskulatur; Besserung durch kühle Luft, Verschlimmerung durch Wärme und Bewegung.

Tabacum D6, D12
Schwindel, kalter Schweiß, nervöses Herzklopfen; Migräne, Menière; angiospastische Zustände.

Erwägenswerte Punktkombinationen

Claudicatio intermittens

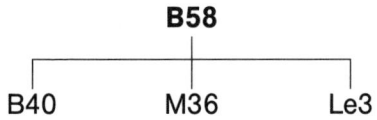

B58

B40   M36   Le3

B60 Kroun Loun – Kung Lun

Meisterpunkt der Schmerzen

Lage

Obere Kante
des Fersen-
beins, auf
der Mitte einer
Linie vom
äußeren
Knöchel zur
Achillessehne

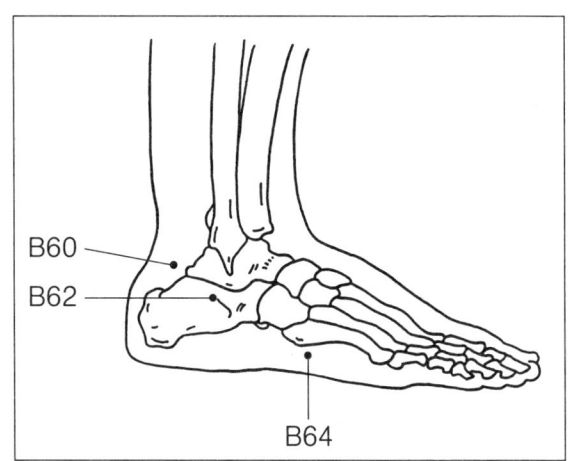

Indikationshinweise

Schmerzen allgemein, besonders Ischialgien; Muskelkrämpfe
der unteren Extremitäten und der Rückenmuskulatur, Knöchel-
ödeme; Stoffwechselstörungen durch sitzende Lebensweise;
Nierenschmerzen, kolikartige Bauchschmerzen

Mittel der Literatur und der eigenen Erfahrung

Aconitum, Arsenicum album, Kalium phosphoricum, Magnesium phosphoricum

Kurzes Wirkprofil und bewährte Potenzen einiger Mittel

Kalium phosphoricum D6
Neurasthenie, Nervenmittel nach geistiger Überanstrengung und nach erschöpfenden Krankheiten; Muskelschwäche und Rückenschmerzen.

Magnesium phosphoricum D6
Schießende Schmerzen, krampfartige Schmerzen der inneren Organe, einschießende Neuralgien auch mit Muskelkrämpfen, intermittierende Schmerzen, Schmerzen im Gesicht; Asthma nervosum, Veitstanz, Schreibkrampf, Wadenkrampf; Berührung verschlechtert, Wärme und Druck bessern.

Erwägenswerte Punktkombination

Ischialgien

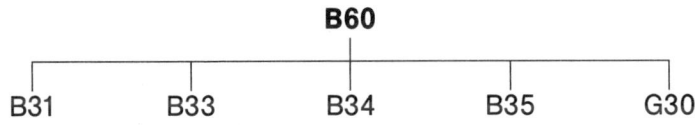

B60

| B31 | B33 | B34 | B35 | G30 |

B62 Chenn Mo – Shenmo

Ein Fernpunkt der Schlaflosigkeit Kardinalpunkt

Lage

2 Querfinger
unter der Spitze
des äußeren Knöchels

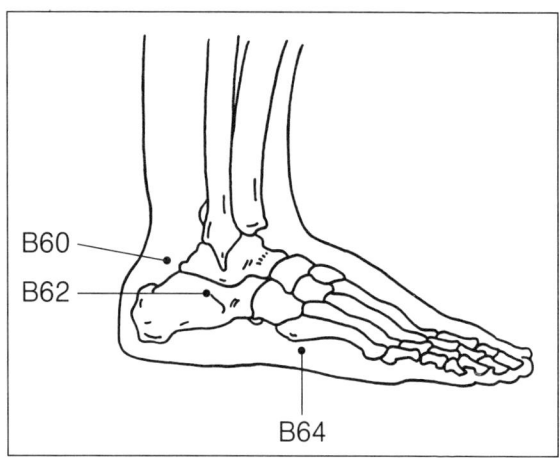

Indikationshinweise

Schlaflosigkeit, Übererregbarkeit, psychische und physische Schwäche, Kopfschmerzen, Migräne, Nervosität in Verbindung mit der Regel, Schwindel, Epilepsie

Mittel der Literatur und der eigenen Erfahrung

Cimicifuga, Coffea

Kurzes Wirkprofil und bewährte Potenzen dieser Mittel

Cimicifuga D4
Dysmenorrhoe mit Krampfschmerzen und Kopfschmerzen; Klimakterium mit hysterischen und depressiven Zuständen, Wallungen.

Coffea D12
Schlaflosigkeit mit Gedankenzufluß, Erregung mit Herzklopfen; empfindlich gegen leichten Schmerz; Verschlimmerung durch Geräusch, Geruch und Kälte.

Erwägenswerte Punktkombinationen

Schlaflosigkeit

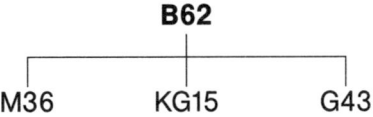

Menses-Kopfschmerz

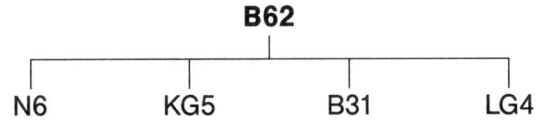

Mittelohr-Gleichgewichtsstörungen

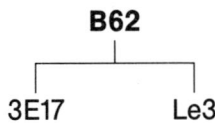

B64   Tsing Kou –
Jing Gu

Ein Kopfschmerzpunkt
Quellpunkt

Lage

Äußerer Fuß-
rand, proximal
des Grund-
gelenks der
5. Zehe

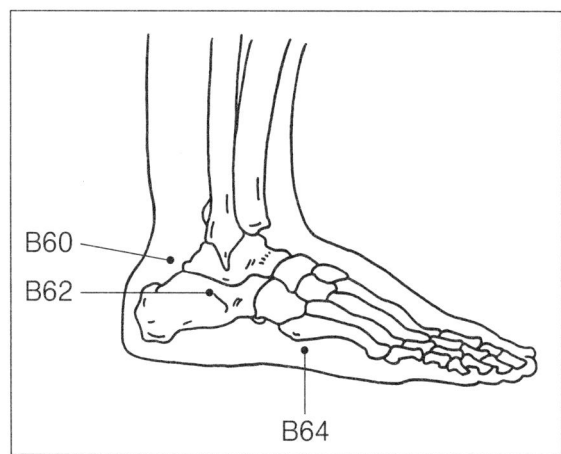

Indikationshinweise

Depressionen, Epilepsie; Berstende Nackensteife; Kopfschmerzen, Lenden-, Hüft- und Beinschmerzen

Mittel der Literatur

Apïs, Causticum, Nux vomica

Kurzes Wirkprofil und bewährte Potenzen eines Mittels

Causticum D12, C30 und höher
Psorische, rheumatische Konstitution; chronische Krankheiten, die zu Schwäche führen; Kopfschmerz, als sei ein Hohlraum zwischen Gehirn und Schädelknochen; Schwindel, Zittern; wichtiges Hustenmittel, Laryngo-Pharyngitis; Steifheit und Reißen im Rücken bis zum Nacken; Blasenschwäche, Inkontinenz; Verschlimmerung durch Kälte und Wind, Besserung durch Wärme.

Erwägenswerte Punktkombination

Torticollis

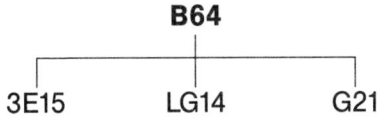

B64

3E15   LG14   G21

N2   Jenn Kou –
       Rangu

       Tal der Bewährung
       Sedationspunkt
       Stoffwechselpunkt
       Spezialpunkt (nach *BACHMANN*)
       »Nebenniere, Hochdruck, Erregung«

Lage

Innenfuß, Spalt
zwischen Os naviculare
und Os cuneiforme

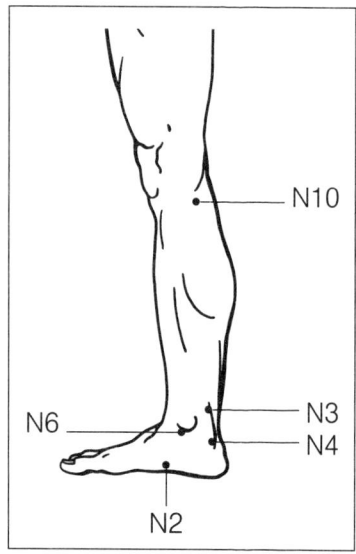

Indikationshinweise

Angina tonsillaris, Pharyngitis, Laryngitis; Hypertonie; Tachykardie, Entzündungen der Harnorgane; unregelmäßige Menses, Fluor, Uterusprolaps, Sterilität, Knöchelschwellungen

Mittel der Literatur und der eigenen Erfahrung

Aconitum, Apocynum cannabinum, Bryonia, Camphora, Juniperus, Kalium phosphoricum, Lachesis, Phosphor, Sulfur

Kurzes Wirkprofil und bewährte Potenzen eines Mittels

Apocynum cannabinum Ø bis D6 (Ampullen ab D6)
Chronischer Schnupfen bei Kindern; Feuchte Herzmuskelinsuffizienz, kardiale und renale Ödeme; Mitral- und Trikuspidalklappenfehler; erhöhter RR, verlangsamter Puls; alkoholtoxische Leberschäden, Aszites, Nierenbeschwerden bei Aszites; Zahnungsdiarrhoe bei Kindern.

Erwägenswerte Punktkombinationen

Kardiale und renale Ödeme

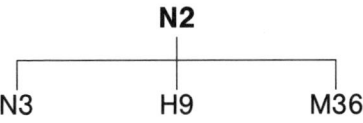

Hypertonie

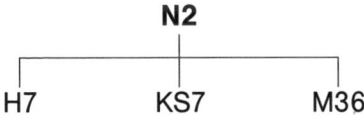

N3   Trae Tsri –
Taixi

Mächtiger Wasserlauf
Quellpunkt

Lage

1/2 Querfinger
unter und hinter
dem Malleolus
internus, Vertiefung
zwischen Malleolus
internus und
Calcaneussehne

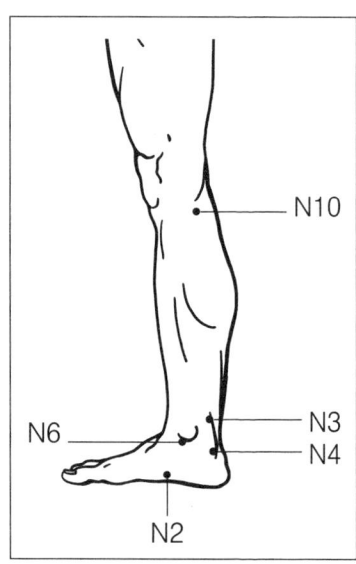

Indikationshinweise

Müdigkeit; Tinnitus, Taubheit; Umstimmung bei rheumatischen Erkrankungen; Zahnschmerzen; Halsschmerzen; Asthma; Angina pectoris, Miktionsstörungen, Impotenz

Mittel der Literatur und der eigenen Erfahrung

Aconitum, Arsenicum album, Dulcamara, Kalium phosphoricum, Mephitis putorius, Hyoscyamus, Phosphor

Kurzes Wirkprofil eines Mittels

Mephitis putorius D4, D6, D12
Neurasthenie; Schlaflosigkeit; spastischer, keuchender Husten, schlechter nachts; Glottiskrampf beim Essen oder Trinken; Asthma; unruhige Beine, besonders nachts.

Erwägenswerte Punktkombinationen

Umstimmung bei rheumatischen Erkrankungen

N3
|
3E5

Erschöpfung

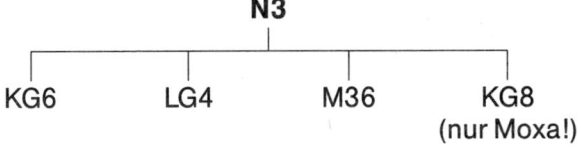

N3

KG6   LG4   M36   KG8
(nur Moxa!)

N4   Ta chong –
           Dazhung

           Die große Glocke
           Lo-Punkt
           Durchgangspunkt zum Blasenmeridian

Lage

1/2 Querfinger
hinter dem inneren
Knöchel, Höhe der
Malleolusspitze,
innerer Rand der
Achillessehne

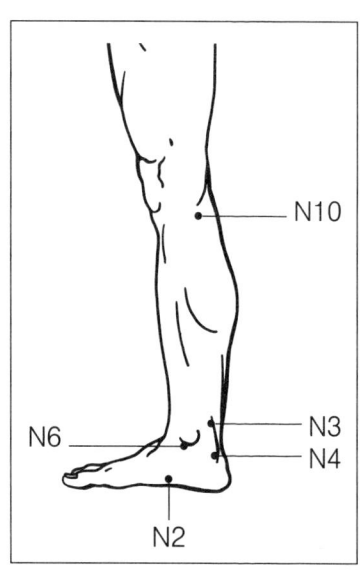

Indikationshinweise

Schlafsucht; Angst, Traurigkeit, Zittern, Schwindel; Kreislauf-
störungen bei Hypertonie; Stomatitis; Hämoptysis, Asthma;
Krämpfe im Unterbauch

Mittel der Literatur

Causticum, Equisetum, Gelsemium, Kalium sulfuricum, Plumbum, Plumbum aceticum

Kurzes Wirkprofil und bewährte Potenzen eines Mittels

Plumbum D12, C30 und höher
Krämpfe, Koliken; Paresen, Anämie; bleischwere Stimmung, gedrückt, mutlos, Angstzustände; epileptiforme Krämpfe; schleichend fortschreitende Krankheitsprozesse, Arteriosklerose mit Hypertonie, Angiospasmen, Endarteriitis; Neuritiden; Darmkoliken, spastische Obstipation; chronische Nephritis, Schrumpfniere; überempfindlich gegen Berührung, besser durch festen Druck, Verschlimmerung nachts und durch Kälte.

Erwägenswerte Punktkombinationen

Schlafsucht, Lethargie

N4
|
H5

Angst, Depression

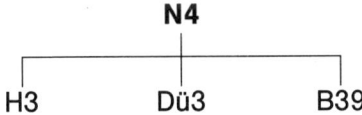

N6 Tchao Rae – Zhao Hai

**Leuchtmeer
Kardinalpunkt
Stoffwechselpunkt***

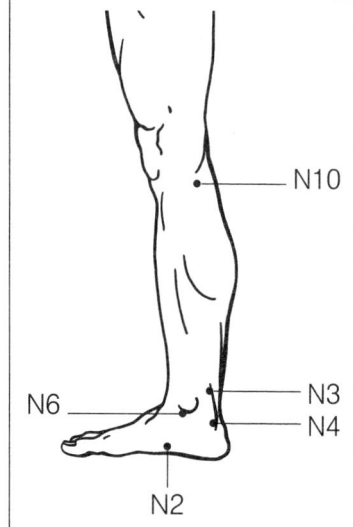

Lage

1 Daumenbreit
unterhalb des
Malleolus internus

Indikationshinweise

Migräne (mehr bei Frauen); Epilepsie; psychische Schwäche;
Hyperthyreose; Insomnie; Laryngitis, trockener Hals, Schluck-
beschwerden; Hernien; allgemeine Modalität: schlimmer bei
Menses

*) in der älteren Literatur N3

Mittel der Literatur

Apis, Condurango, Lachesis

Erwägenswerte Punktkombination

Epilepsie

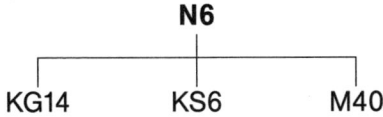

N10   Yin Ku –
         Yin Gu

         Ho-Punkt
         Wasserpunkt

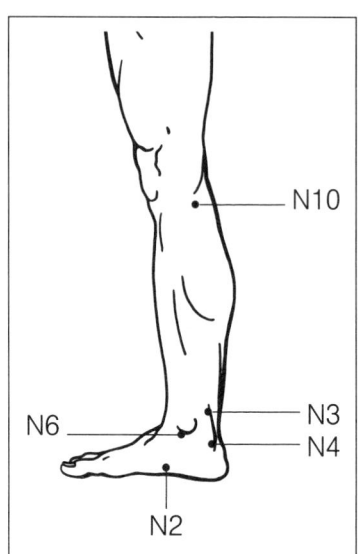

Lage

Am Ende der
medialen Knie-
gelenksfalte
zwischen den
Sehnen der mm.
semitendinosus und
semimembranosus

Indikationshinweise

Unterbauchschmerzen; Erkrankungen der Genitalorgane;
erschwerte Harnausscheidung, Wasserretention; Knieschmerzen

Mittel der Literatur

Cantharis, Kalium bichromicum, Natrium phosphoricum

Erwägenswerte Punktkombination

Wasserretention

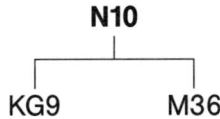

N11 **Rong Kou –
Heng Ku**

**Querknochen
Wichtiger Sexualpunkt
2. Alarmpunkt der Meridians Kreislauf-Sexus**

Lage

2 Querfinger lateral der Symphyse am oberen Schambeinrand (früher galt der Punkt für die Nadelung verboten, heute gilt Vorsicht bei der Punktur, d.h. nicht tief stechen; gegen Quaddelung kein Bedenken, Moxa empfohlen)

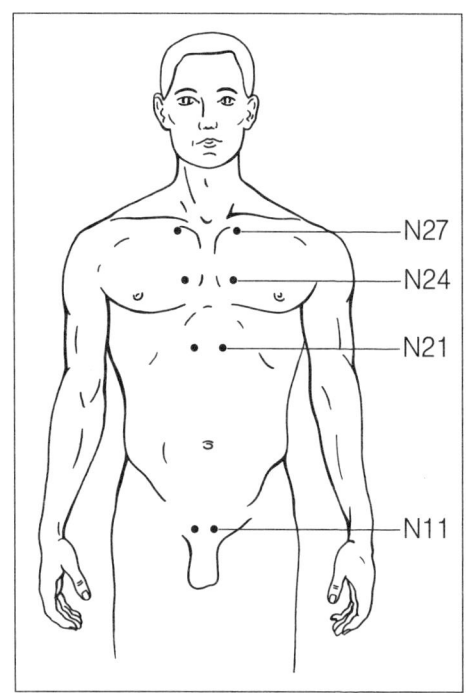

Indikationshinweise

Schmerzen der äußeren Genitalien, Harnverhaltung, Frigidität, Impotenz, Ejaculatio praecox

Mittel der Literatur und der eigenen Erfahrung

Acidum phosphoricum, Acidum picrinicum, Damiana, Caladium seguinum, Ginseng, Muira puama

Kurzes Wirkprofil und bewährte Potenzen einiger Mittel

Acidum phosphoricum D4
Nervenzerrüttung, Niedergeschlagenheit; Rekonvaleszenz; Nachtschweiß; sexuelle Funktionsschwäche; Fluor albus.

Acidum picrinicum D6
Kraftlosigkeit bei bestehender Libido oder Mangel an Libido.

Caladium seguinum D12
Erkältungsneigung; Pruritus vulvae; Impotentia coeundi.

Damiana D4
Neurasthenie; Sterilität, Impotenz, mangelnde Libido.

Ginseng D4
Neurasthenie, allgemeine Schwäche, mangelnde Libido.

Muira puama D4, D6
Appetitregelung, Aphrodisiakum.

Erwägenswerte Punktkombination

Frigidität, mangelnde Libido, Impotenz

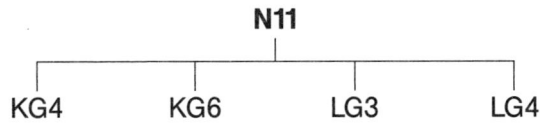

N21   You Men –
           Yumen

Dunkeltor
Spezialpunkt

Lage

1 Querfinger
lateral der Mittel-
linie in Höhe des
6. Interkostalraumes

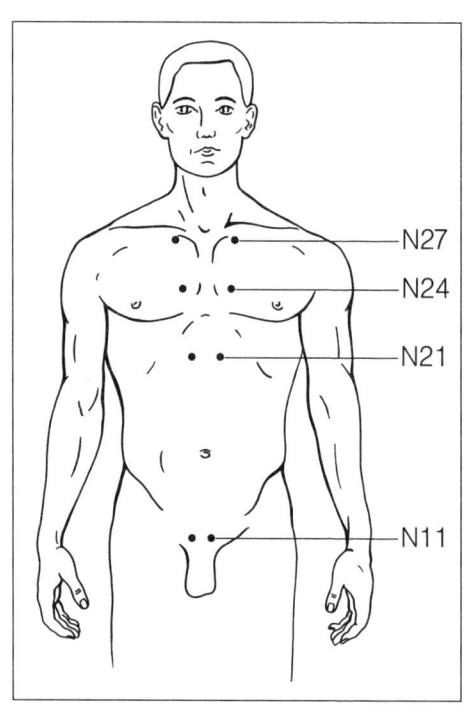

Indikationshinweise

Hyperemesis gravidarum; Singultus, Bauchschmerzen, Gastritis, Diarrhoe

Mittel der Literatur

Apocynum cannabinum, Apomorphinum hydrochloricum, Crataegus, Strophantus gratus

Kurzes Wirkprofil und bewährte Potenzen eines Mittels

Apomorphinum hydrochloricum D6, D12:
Motorische und muskuläre Unruhe, Schwindel, Brechreiz, Erbrechen, Hyperemesis gravidarum, Husten mit Brechreiz; Schweißausbrüche.

Erwägenswerte Punktkombination

Hyperemesis gravidarum

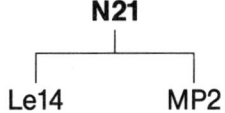

N24 Ling Siu – Lingxu

Hügel des Geistes
Spezialpunkt (nach *BACHMANN*)

Lage

3 Querfinger
lateral der Mittel-
linie im 3. Inter-
kostalraum

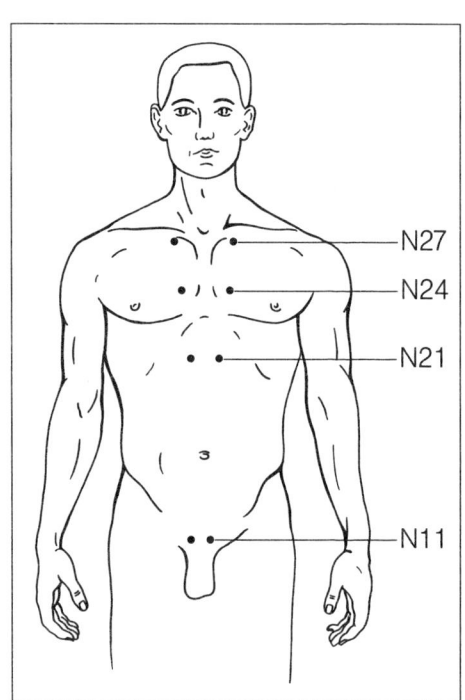

Indikationshinweise

Nervöse, depressive Zustände, Melancholie; Erbrechen,
Schluckauf; Asthma, Husten; Schmerz und Völlegefühl in Brust
und Hypochondrium; Interkostalneuralgie, Mastitis; Dysfunk-
tion der Gallenwege und der Magenverdauung; Obstipation

Mittel der Literatur und der eigenen Erfahrung

Asa foetida, Belladonna, Cuprum, Glonoinum, Grindelia, Lobelia, Lycopodium

Kurzes Wirkprofil und bewährte Potenzen eines Mittels

Lobelia D4, D6
Schwäche, Zittern, Erbrechen; Asthma, Brustbeklemmung, Krampfhusten, Einschnürungsgefühl in Schlund, Magen, Uterus und Harnröhre; empfindliches Kreuzbein und Steißbein.

Erwägenswerte Punktkombination

Asthma mit Brechreiz, Erbrechen

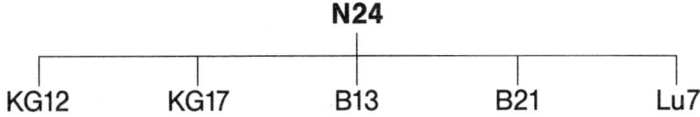

N24

KG12   KG17   B13   B21   Lu7

N27 Ju Fou –
Shu Fu

Wichtiger Asthmapunkt
Spezialpunkt

Lage

Am unteren Rand
des Sternoklavikular-
gelenks

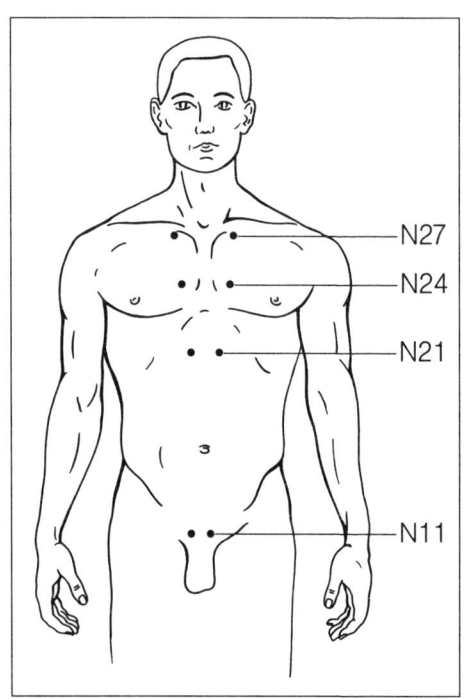

Indikationshinweise

Asthma bronchiale, Bronchitis, erschwertes Atmen, Lungen-
stauung; Speiseröhrenkrampf

Mittel der Literatur und der eigenen Erfahrung

Antimonium sulfuratum aurantiacum, Cuprum, Lobelia, Tartarus stibiatus

Kurzes Wirkprofil und bewährte Potenzen einiger Mittel

Antimonium sulfuratum aurantiacum D8, D12
Chronische Bronchitis, Asthmahusten, Emphysembronchitis, reichlicher, zäher Schleim in Bronchien und im Nasen-Rachenraum.

Cuprum D8, D12
Asthma bronchiale, Krampfhusten, Atemnot; Brechreiz, Magen- und Darmkoliken.

Tartarus stibiatus D6
Bronchitis und Asthma mit erschwerter Expektoration, Erstikkungsgefühl, Krampfhusten, muß aufsitzen, um husten zu können, keuchender Atem, Auswurf zäh, gelblich; hinfällig, kalter Schweiß.

Erwägenswerte Punktkombination

Asthma

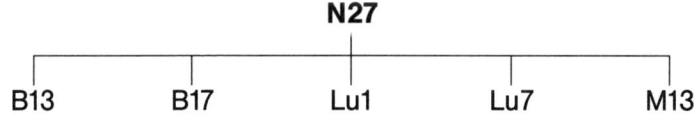

		N27		
B13	B17	Lu1	Lu7	M13

KS1 Tienn Tchre –
Tianchi

Teich des Himmels
Alarmpunkt des Meridianes Kreislauf/Sexus
Himmelsfensterpunkt

Lage

1 Querfinger
lateral der Mamille,
3 Querfinger
unterhalb der Achsel-
falte in Höhe des
4. Interkostalraumes

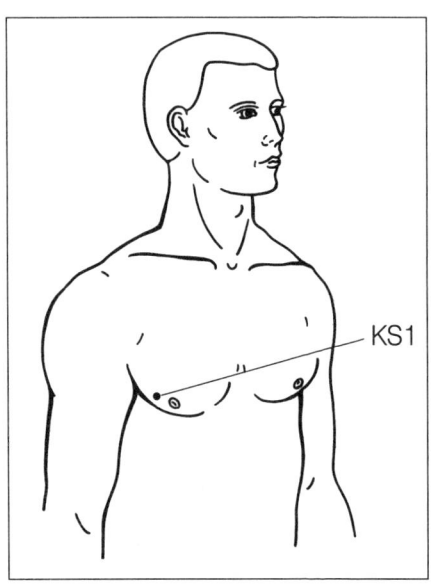

Indikationshinweise

Herzklopfen, Angina pectoris, bei Hypo- und Hypertonie unterstützend; Husten mit viel Schleim; Interkostalneuralgie, Herpes
zoster

Mittel der Literatur und der eigenen Erfahrung

Aconitum, Cactus grandiflorus, Ginseng, Glonoinum, Spigelia, Tabacum

Kurzes Wirkprofil und bewährte Potenzen einiger Mittel

Cactus grandiflorus D4, D6 und höher
Angina pectoris, Spannungsgefühl in der Herzgegend; Kopf-schmerz, als ob ein Gewicht auf dem Scheitel liege, Blutan-drang zum Kopf, mehr rechtsbetonte pulsierende Schmerzen; Verschlechterung mittags.

Glonoinum D6, D12, C30
Klimakterische Herzbeschwerden und Kopfschmerz; Kopf-schmerz mit Schwindel; Angina pectoris, Hypertonie, Blutan-drang zu Herz und Brust; Krämpfe bei ausbleibender Regel; Folge von Sonnenhitze; schnell wirkendes Mittel.

Spigelia D4, D6, D12
Erregung, Nervosität; Trigeminusneuralgie; Muskel- und Gelenkschmerzen; stechende Schmerzen in Brust und Kopf, Stenokardie; Wurmbescherden; Schmerzen steigen und fallen mit der Sonne; vorwiegend linksseitig wirkendes Mittel; Ver-schlimmerung bei Wetterwechsel und Berührung

Erwägenswerte Punktkombinationen

Herzbeschwerden allgemein

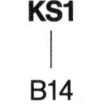

Angina pectoris

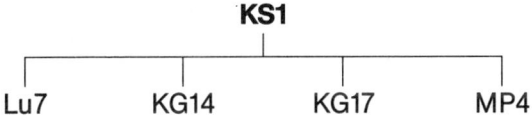

KS6   Nei Koann – Neiguan

**Innengrenze
Kardinalpunkt
Lo-Punkt
Durchgangs-
punkt zum
Meridian 3E
Punkt des
Kreislaufs**

Lage

3 Querfinger über der
Mitte der Handgelenks-
falte der volaren Mittel-
linie

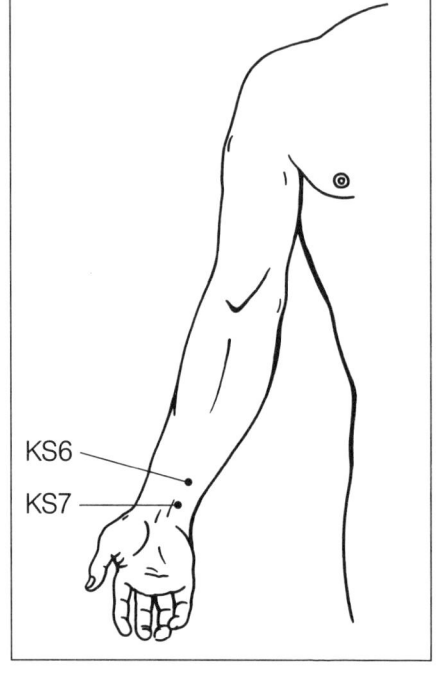

Indikationshinweise

Psychasthenie; Kopf-
schmerz, Migräne; Regulationspunkt des Kreislaufes, auch
des Blutdrucks; Palpitationen; Magenschmerz, Erbrechen;
Paresen der oberen Extremitäten; hormonell ausgleichend
wirksam

Mittel der Literatur und der eigenen Erfahrung

Aconitum, Cactus grandiflorus, Calcium carbonicum, Crataegus, Ferrum phosphoricum, Glonoinum, Lilium tigrinum, Sanguinaria

Kurzes Wirkprofil und bewährte Potenzen einiger Mittel

Cactus grandiflorus D4, D6 und höher
Blutandrang zum Kopf, Kopfschmerz wie Druck auf dem Scheitel, als ob die Haut um den Kopf zusammengeschnürt sei; ste-
nokardischer Symptomenkomplex, nervöse und organische
Zirkulationsstörungen; Claudicatio intermittens.

Crataegus D4
Altersherz, Präinsuffizienz, arteriosklerotische Symptome, pektanginöse Beschwerden.

Glonoinum D4, D6
Angstzustände; pulsierende Nackenkopfschmerzen; Herzklopfen, pektanginöse Beschwerden; Verschlimmerung durch Wärme.

Lilium tigrinum D3, D4
Stenokardische Beschwerden; Senkungsbeschwerden der weiblichen Genitale, spärliche Menses, Fluor.

Sanguinaria D4, D6
Kongestionen zum Kopf, Gesicht und Ohren dabei rot; Kopfschmerzen und Migräne vom Nacken bis zum rechten Auge; klimakterische Beschwerden.

Erwägenswerte Punktkombinationen

Pektanginöse Beschwerden

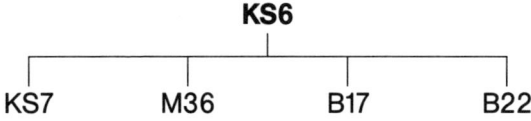

Herzangst, nervöses Herzklopfen

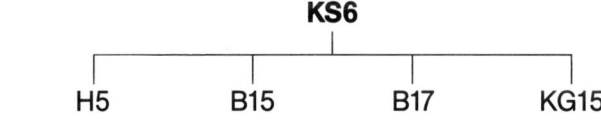

Hypertonie

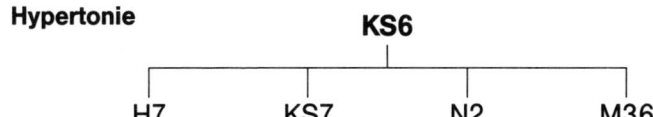

Hypotonie

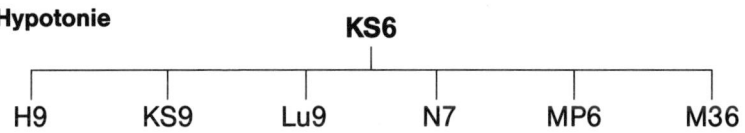

KS7 Ta Ling – Daling

Großhügel
Quellpunkt
Sedationspunkt

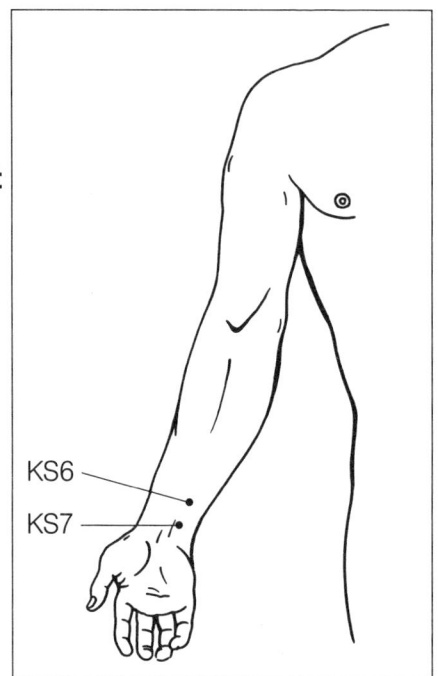

Lage

Mitte der größten
volaren Handgelenks-
falte

KS6

KS7

Indikationshinweise

Angst, Panik, Verhaltensstörungen, laszive Manie; Epilepsie;
auf den Kreislauf wirksam, ähnlich wie KG6; Hormonwirkung;
Herzschmerzen, Palpitationen, Hypertonie, Herzbeklemmung;
Interkostalneuralgie, Herpes zoster, Schreibkrampf; Magenschmerzen, Erbrechen, Schmerzen im Hypochondrium; Prostatahypertrophie

Mittel der Literatur und der eigenen Erfahrung

Belladonna, Bryonia, Cactus grandiflorus, Convallaria, Hyoscyamus, Kalmia, Mezereum, Murex purpureus, Naja, Origanum, Sabal serrulata, Spigelia, Staphisagria, Stramonium

Kurzes Wirkprofil und bewährte Potenzen einiger Mittel

Convallaria D2, D3, D4
Herzinsuffizienz mit Ödemen, Angina pectoris, Arrhythmien, stenokardische Beschwerden mit Atemnot, Herzschmerzen wechseln mit Schmerzen in der Uterusgegend.

Murex purpureus D6, D12
Traurige, ängstliche, nervöse Frauen; Blutstauungen zum Kopf mit Müdigkeit und Ängstlichkeit, Herzklopfen und Pulsieren der Halsschlagadern, Muskelschmerzen, Berührung dabei unerträglich, geschlechtlich überreizt, Stechen der Mammae, Schmerzen im Uterus, Fluor.

Erwägenswerte Punktkombination

Herzinsuffizienz mit Herzklopfen und Herzangst

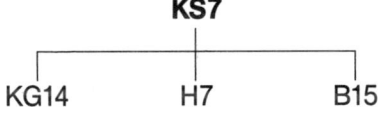

KS7

KG14　　　H7　　　B15

KS9 Tchong Tchrong – Zhongchong

Mittlerer Angriffspunkt
Tonisierungspunkt

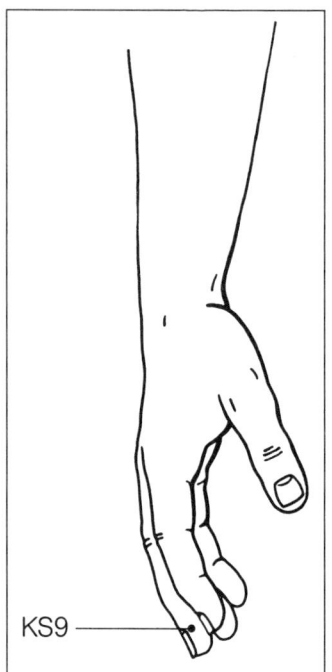

KS9

Lage

Mittelfinger,
2 mm proximal und
seitlich vom
äußeren Nagelwinkel
zur Daumenseite,
oder: im Zentrum
der Spitze des
Mittelfingers

Indikationshinweise

Hilfreich bei Apoplex (bluten lassen); paretische Zunge; Paresen der oberen Extremitäten; Herzangst, Unruhe, Kreislaufschwäche, Hypotonie; Fieber ohne Schweiß, fiebrige Handflächen

Mittel der Literatur und der eigenen Erfahrung

Acidum formicicum, Aconitum, Belladonna, Cactus grandiflorus Camphora, Glonoinum, Kalium jodatum, Mercurius, Veratrum album

Kurzes Wirkprofil und bewährte Potenzen eines Mittels

Veratrum album D4, D6, D12
Schwäche, Kollapszustände, Angst, deliröse Zustände; Asthma cardiale; vasomotorischer Kollaps, Herzklopfen, Herzschwäche; Dyspnoe; infektiöse Darmerkrankungen, Brechdurchfall; Muskelkrämpfe; Kältegefühl und kalter Schweiß; Besserung durch Wärme

Erwägenswerte Punktkombination

Apoplexfolgen, Paresen der oberen Extremitäten

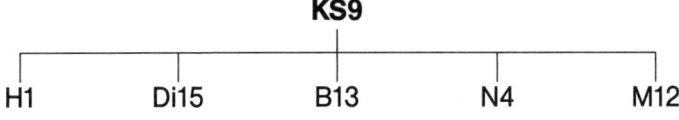

	KS9		
H1	Di15	B13	N4	M12

3E4 Yang Tchre – Yangchi

**Teich des Yang
Meisterpunkt
der vasomotorischen
Kopfschmerzen
Quellpunkt**

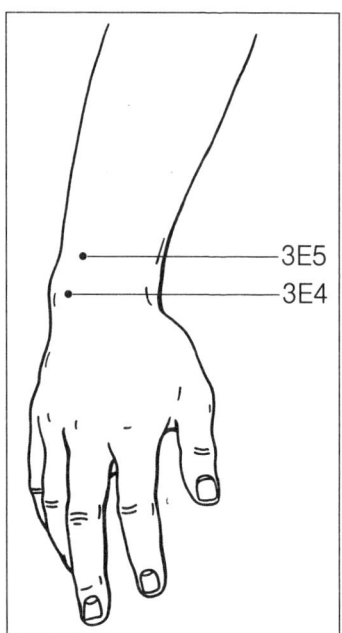

3E5

3E4

Lage

An der Sehne
zwischen Elle und
Mittelhandknochen

Indikationshinweise

Vasomotorischer Kopfschmerz, Neigung zu Ohnmachten; allgemeine Nervenschwäche, Schulterschmerzen; Schwäche der Hand nach Frakturen und bei Lähmungen

Mittel der Literatur und der eigenen Erfahrung

Belladonna, Calcium phosphoricum, Glonoinum, Iris versicolor, Psorinum, Pulsatilla, Spigelia

Kurzes Wirkprofil und bewährte Potenzen einiger Mittel

Belladonna D6
Erregung und Unruhe (mehr nachmittags und abends); plötzlicher, mehr rechtsseitiger Kopfschmerz, Blutandrang zum Kopf.

Calcium phosphoricum D6
dumpfer Schmerz nach geistiger Anstrengung, blasses Gesicht; Verschlimmerung bei Wetterwechsel.

Glonoinum D6
Kopfschmerz und Migräne bei Blutandrang zum Kopf; stenokardische Beschwerden; Verschlimmerunmg durch Wärme, Alkohol und Angst.

Iris versicolor D6
Brennender Schmerz (periodisch zum Wochenende, nach geistiger Anstrengung).

Spigelia D6
Migräne, Trigeminusneuralgie, Ciliarneuralgie, vorwiegend linksseitige Supraorbitalneuralgie; schießende, stechende Schmerzen; Verschlimmerung durch Bewegung und Berührung.

Erwägenswerte Punktkombination

Vasomotorischer Kopfschmerz

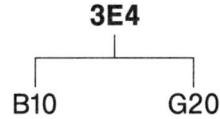

3E4

B10   G20

3E5 Oae Koann – Waiguan

Äußeres Paßtor
Allgemeiner Punkt der Rheumabehandlung
Kardinalpunkt
Lo-Punkt
Durchgangspunkt zum Meridian KS

Lage

2 1/2 Querfinger
über der dorsalen
Handgelenksfalte,
zwischen Ulna
und Radius

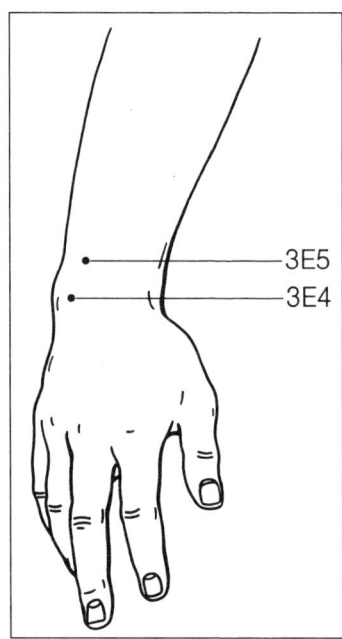

3E5
3E4

Indikationshinweise

Ohrensausen und Schwerhörigkeit; Umstimmungspunkt in der Rheumabehandlung; rheumatischer Schmerz der Hand und des Armes; Schwäche von Hand und Arm; Dupuytrensche Kontraktur

Mittel der Literatur und der eigenen Erfahrung

Apis, Bryonia, Causticum, Rhus toxicodendron, Sambucus

Kurzes Wirkprofil und bewährte Potenzen einiger Mittel

Apis D4, D6
Geschwollene Gelenke; brennender und stechender Schmerz, heiße Rötung; Schwitzen ohne Durst.

Bryonia D4, D6
Schmerzen der Gelenke, dabei Rötung, Hitze; empfindlich gegen Berührung, schlimmer durch Bewegung, besser durch Ruhe und Wärme.

Causticum D6, D12
Dupuytrensche Kontraktur, Blaseninkontinenz; Verschlimmerung nach Mitternacht und morgens.

Sambucus D3, D4
Akute rheumatische Erscheinungen der Muskeln und Gelenke mit Fieber, Nierenreizung, Polyurie.

Erwägenswerte Punktkombination

Rheumatische Schmerzen in Hand und Arm

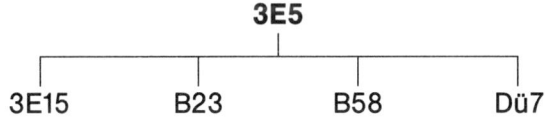

		3E5		
3E15	B23		B58	Dü7

3E10 Tienn Tsing – Tianjing

Brunnen des Himmels Sedativpunkt

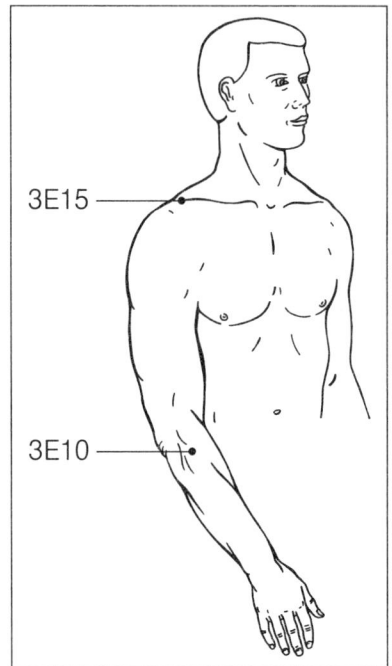

3E15

3E10

Lage

In der Fossa olecrani, am proximalen Rand des Olecranon

Indikationshinweise

Trübsinnigkeit, Apathie aus Sorge; Alterschwerhörigkeit mit Tinnitus; Torticollis; Muskelspasmen, Paresen; Ekzeme

Mittel der Literatur

Alumina, Cantharis, Petroleum, Phosphor, Spiraea ulmaria, Sulfur

Kurzes Wirkprofil und bewährte Potenzen eines Mittels

Alumina D12, C30
Psorische Konstitution, Schwäche, gealtert, mager, müde und deprimiert; Neigung zu Verhärtungen der Haut, Schleimhaut und Drüsen, mit Trockenheit; Zwangsvorstellungen; gestörtes Koordinationsvermögen; Schwindel, unsicherer Gang; Arteriosklerose, Ohrengeräusche; atonische Obstipation, Blasenlähmung; langsam wirkendes Mittel (»chronisches Bryonia«).

Erwägenswerte Punktkombination

Schwerhörigkeit mit Schwäche und Ohrengeräuschen

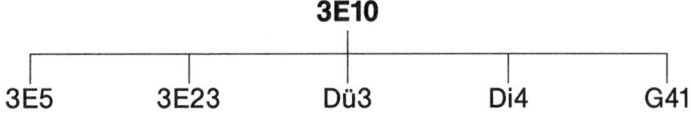

3E10

3E5	3E23	Dü3	Di4	G41

3E15 Tiann Tsiao – Tianjiao

Himmelsgrube Meisterpunkt der Arme

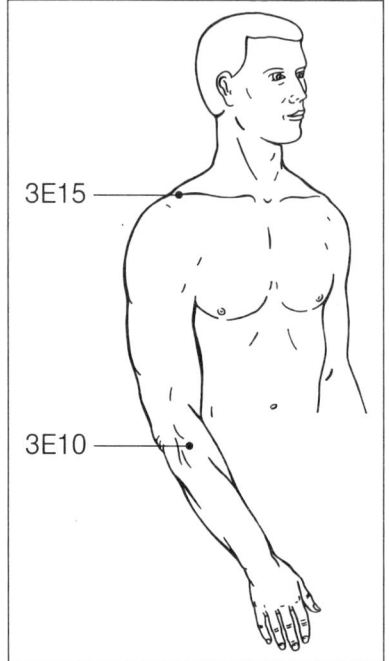

3E15 —

3E10 —

Lage

Oberer Rand des M. trapezius in Schultermitte, teilweise etwas darunter am locus dolendi

Indikationshinweise

Traurigkeit; rheumatische Schmerzen, Torticollis, Neuralgien in Schulter, Arm und Nacken; Schreibkrampf; Hitzewallungen im Wechsel mit Frostigkeit

Mittel der Literatur

Cimicifuga, Colchicum, Dulcamara, Natrium sulfuricum

Kurzes Wirkprofil und bewährte Potenzen eines Mittels

Natrium sulfuricum D6
Harnsaure Diathese, Melancholie, Lebensüberdruß; Leberschwellung, Leberschmerzen, Gallenbeschwerden; aufgetriebener Leib, Koliken im Bauchraum, Durchfälle; Gelenkschmerzen in Hüfte und Knie; Verschlimmerung nachts, bei kaltem
Wetter und Nebel; mehr linksseitig wirkendes Mittel.

Erwägenswerte Punktkombinationen

Schmerzen im Schultergürtel und in den Armen

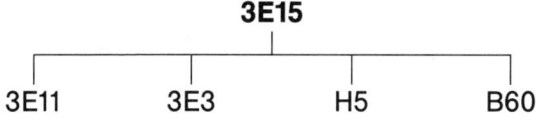

Klimakterische Beschwerden

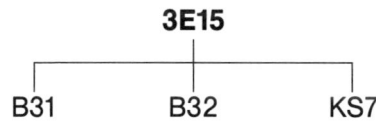

3E16 Tienn Jou –
Tianjou

Öffnung des Himmels
Himmelsfensterpunkt

Lage

Hinter und unter dem Processus mastoideus am hinteren
Rande des M. sternocleidomastoideus in Höhe des Kieferwin-
kels

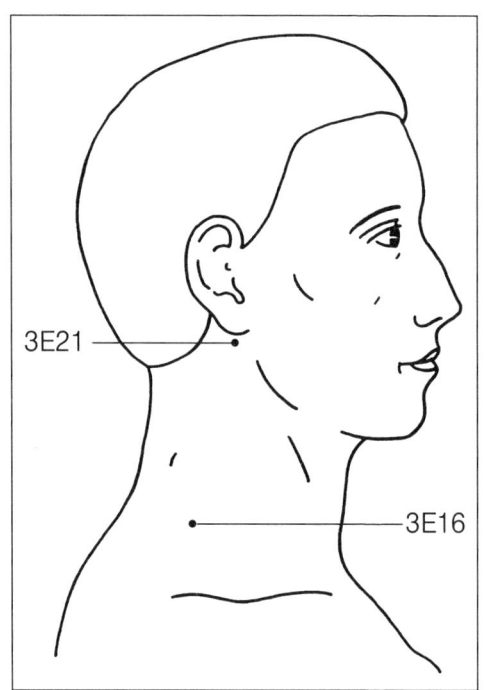

Indikationshinweise

Schwindel, Kopfschmerz, Migräne (mit Augensymptomen);
Schwellung des Gesichtes; plötzliches Abnehmen der Seh-
kraft; Gehörsturz, Tinnitus; Geruchsverlust

Mittel der Literatur

Arsenicum album, Graphites, Phosphor, Sanguinaria

Kurzes Wirkprofil und bewährte Potenzen eines Mittels

Sanguinaria D6, D12, C30
Überempfindlichkeit gegen Licht und Geräusche; mehr rechtsseitige Migräne und Schulterrheumatismus; Kopfschmerzen und Migräne, klopfend, stechend, oft im Nacken beginnend, über den Kopf ziehend, in der Augengegend sich festsetzend, meist rechts; Übelkeit und Brechreiz; Herzklopfen und Pulsieren im ganzen Körper; rheumatische Schulterschmerzen; Kongestionen zur Lunge und zu den Beckenorganen der Frau; Fluor; im Klimakterium Wallungen und Gesichtsröte.

Erwägenswerte Punktkombination

Migräne

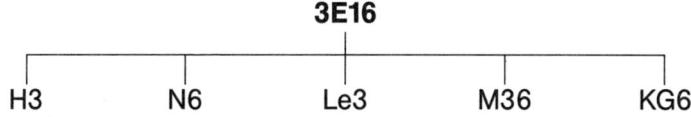

3E16

H3　　　N6　　　Le3　　　M36　　　KG6

3E21   Er Men – El Menn

Ohrtor
Meisterpunkt des Ohres*

Lage

Vor dem Ohr in einer Vertiefung, die bei geöffnetem Mund über dem Processus condyloideus mandibulae sichtbar ist

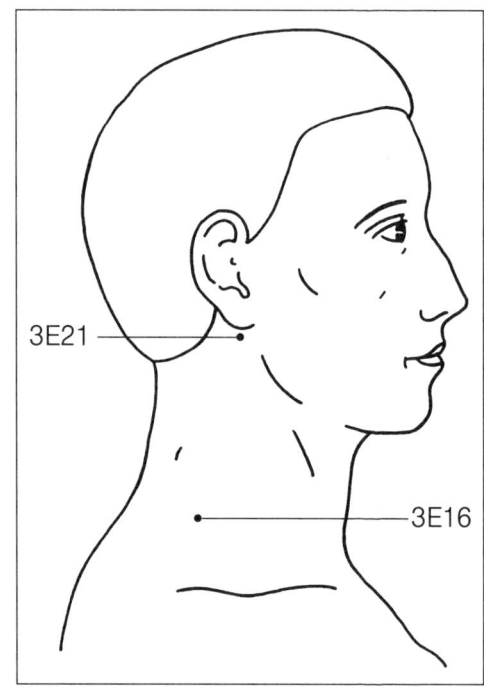

Indikationshinweise

Trigeminusneuralgie; Facialisparese; Tinnitus, Schwerhörigkeit; Otitiden

*) häufig auch als 3E23 bezeichnet und mit diesem gemeinsam behandelt.

Mittel der Literatur und der eigenen Erfahrung

Argentum nitricum, Capsicum, Kalium muriaticum, Hepar sulfuris, Petroleum, Sanguinaria

Kurzes Wirkprofil und bewährte Potenzen eines Mittels

Kalium muriaticum D6
Facialislähmung, Kopfschmerz, chronischer Mittelohrkatarrh, Katarrh der Tuba eustachii.

Erwägenswerte Punktkombination

Tinnitus

3E21

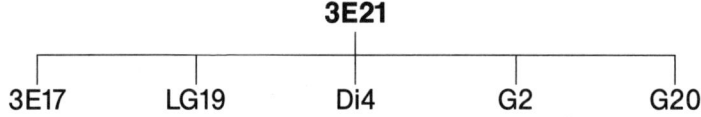

3E17   LG19   Di4   G2   G20

G2   Ting Hui – Ting Rae

Versammlungshalle
Spezialpunkt

Lage

Vor dem unteren Ansatz der Ohrmuschel in Höhe der Incisura intertragica

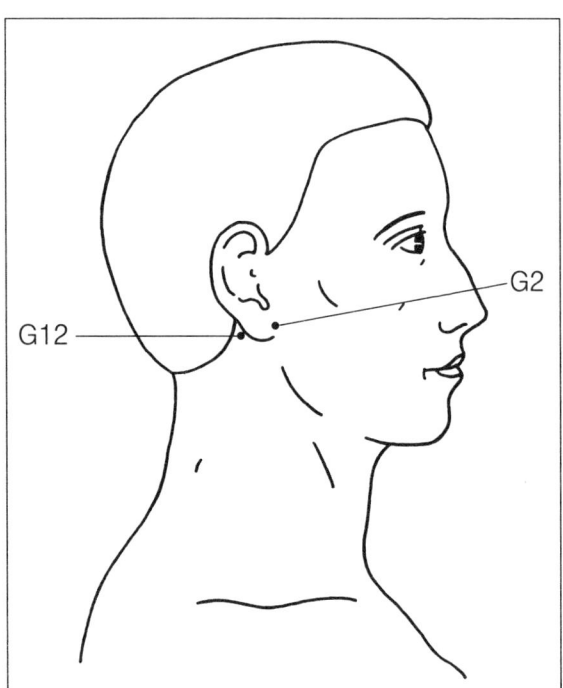

Indikationshinweise

Ophtalmische Migräne; Trigeminusneuralgie; Facialisparese; Schmerzen im Ohr, Schwerhörigkeit, Tinnitus

Mittel der Literatur und der eigenen Erfahrung

Chininum sulfuricum, Cinnabaris, Gelsemium, Petroleum, Stannum

Kurzes Wirkprofil und bewährte Potenzen eines Mittels

Euphrasia D4, D6, D12
Katarrhalischer Kopfschmerz, berstend, mit blendenden Augenerscheinungen; Konjunktivitis, Blepharitis, Keratitis; Nasenkatarrh; milde Sekrete; vor allem tagsüber lästiger Husten.

Erwägenswerte Punktkombinationen

Schwerhörigkeit

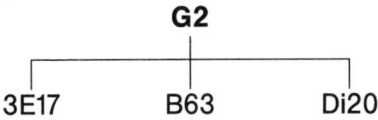

G2

3E17   B63   Di20

Trigeminusneuralgie

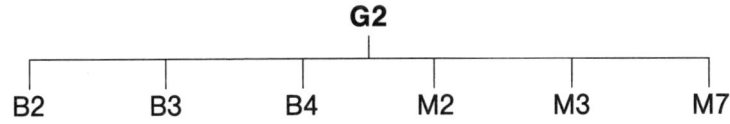

G2

B2   B3   B4   M2   M3   M7

G12* Wangu –
Yann Kon

**Vollendeter Knochen
Spezialpunkt**

Lage

Im Winkel der Hinterkante des Mastoids und der Unterkante des Okziput

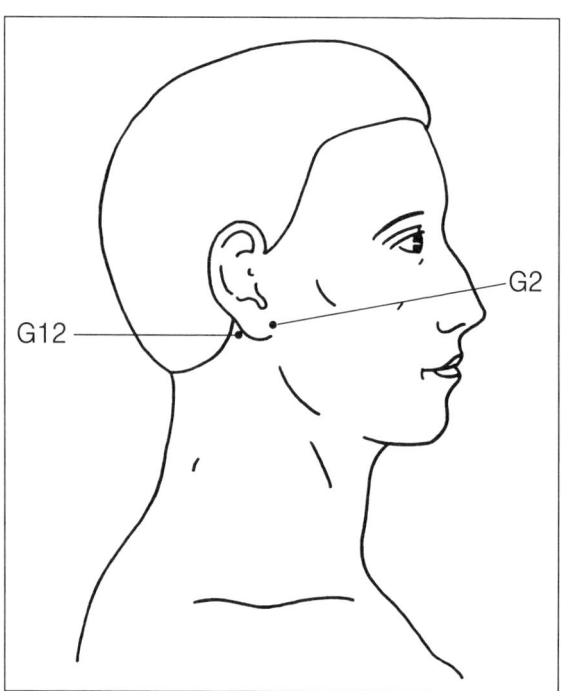

Indikationshinweise

Insomnie; Kopfschmerz; Facialispares; Zahnschmerzen; Tinnitus; Nackenschmerzen

*) bei anderen Autoren auch als G17 und G11

Mittel der eigenen Erfahrung

Coffea, Passiflora, Zincum valerianicum

Kurzes Wirkprofil und bewährte Potenzen eines Mittels

Zincum valerianicum D4, D6, D12
Motorische Unruhe; mürrische und depressive Stimmung; Insomnie mit Unruhe der Beine; Kopfschmerz; Schwindel

Erwägenswerte Punktkombinationen

Insomnie
»Behandlung der Mitte« (nach MÜNSTER)

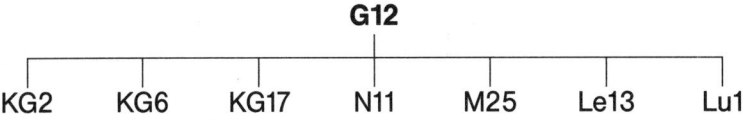

Insomnie (alternatives Schema)

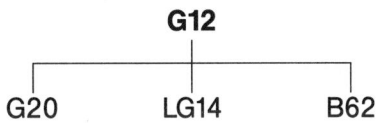

NB: Ein weiterer »Schlafpunkt« befindet sich 1 Querfinger unter G12 in einer kleinen Mulde.

G14 Yang Pae – Yang Hai

Entfaltung des Hellen
Spezialpunkt
Galletestpunkt

Lage

2 Querfinger über der Augenbrauenmitte, senkrecht über der Pupillenmitte

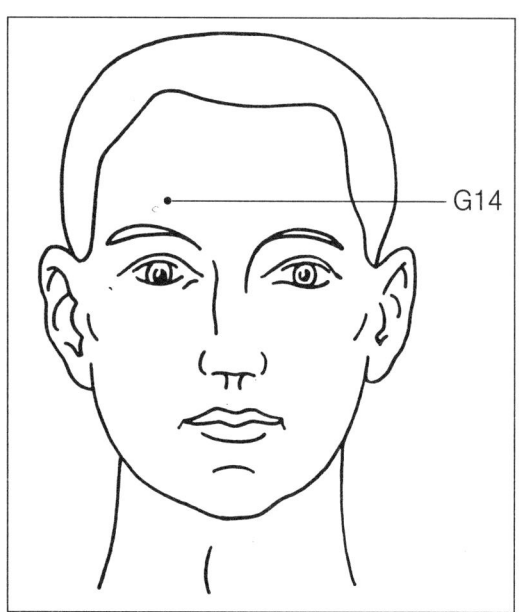

G14

Indikationshinweise

Stirnkopfschmerz; Trigeminusneuralgie des 1. Astes; Tic; Augenerkrankungen; Gallenbeschwerden, Gallenkolik

Mittel der eigenen Erfahrung

Belladonna

Kurzes Wirkprofil und bewährte Potenzen eines Mittels

Belladonna D4, D6, D12 und höher
Vollblütige Konstitution, reger Geist, allgemeine Empfindlich-
keit; Kopfschmerz, meist mit Kongestion, rotem Gesicht und
Wärmegefühl, oft in der Stirne, von Wärme begleitet, klopfend,
mehr rechts; mehr rechtsseitige Migräne; Gesichtsschmerzen,
Zuckungen im Gesicht; Tränenfluß und Röte der Augen, weite
Pupillen; Gallenstauungen und Gallenkoliken.

Erwägenswerte Punktkombination

Kopfschmerz

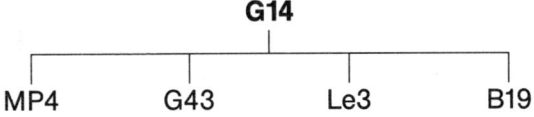

G14

MP4   G43   Le3   B19

G20 Fong Chre –
Fingchi

Windteich
Spezialpunkt (nach *BACHMANN*)

Lage

3 Querfinger
neben der Mittel-
linie am Rand des
Os occipitale,
knapp hinter dem
Mastoid

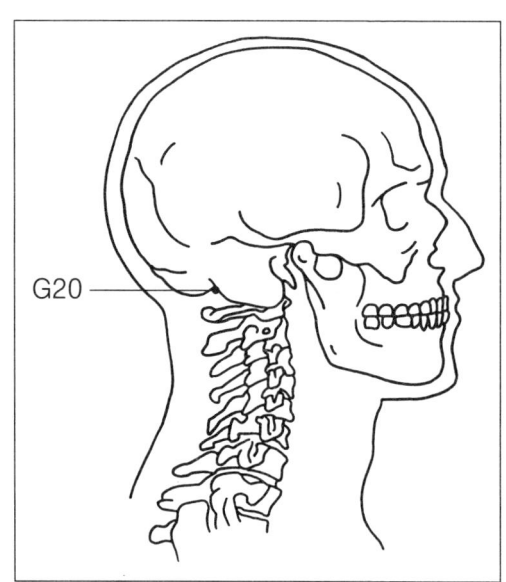

Indikationshinweise

Äquilibrirende Wirkung auf das System des N. sympathicus
(komplementär zu B10); Kopfneuralgien, Schwächezustände,
Schlaflosigkeit; auch halbseitiger Kopfschmerz, Schwindel;
Augenschmerzen mit Rötung; Schwerhörigkeit, Gehörverlust;
Nackenschmerzen durch Verspannung; Erkältung, Schnupfen,
grippale Infekte

Mittel der Literatur

Cocculus, Gelsemium, Iris versicolor

Erwägenswerte Punktkombinationen

Grippaler Infekt

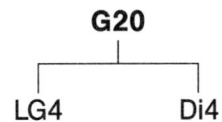

Sehstörungen

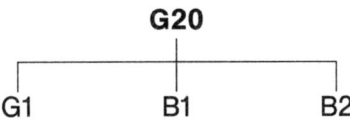

Hypertonie

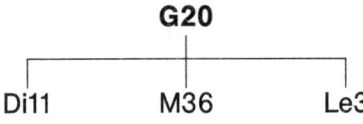

G30 Roann Tiao – Huan Tiao

Angelpunkt des Femur
Spezialpunkt Hüftschmerzen

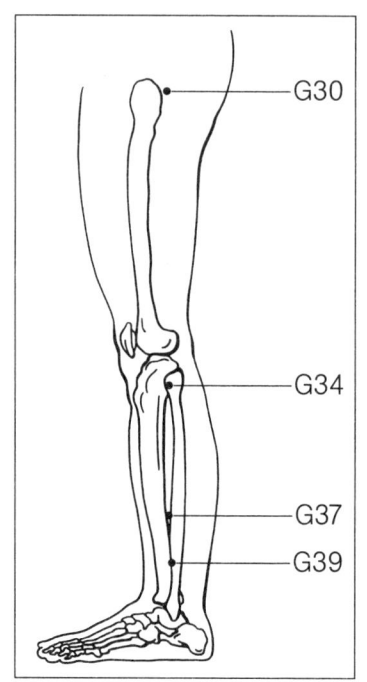

Lage

Auf der höchsten Vorwölbung des Trochanter major femoris, auch etwas nach hinten versetzt

Indikationshinweise

Kreuzschmerzen; Ischialgien; Coxarthritis und Coxarthrose; Gonarthritis und Gonarthrose; Hautausschlag mit Blasenbildung

Mittel der Literatur und der eigenen Erfahrung

Berberis, Bryonia, Colocynthis, Harpagophytum, Rhus toxicodendron

Kurzes Wirkprofil und bewährte Potenzen einiger Mittel

Berberis D4, D6
Rheumatismus bei harnsaurer Diathese; Rückenschmerzen in Verbindung mit Galle-, Leber- und Nierenstörungen; Hautjukken mit Bläschen und Quaddeln; Wechsel der Symptome in Art und Ort, wandernde Schmerzen.

Bryonia D4, D6
Gelenkrheuma mit langsamer Entwicklung; Gelenk rot, heiß, geschwollen, stechender Schmerz; Verschlimmerung durch

allgemeine Wärme, Ärger und Bewegung, Besserung durch Kälte, Ruhe und Schwitzen.

Colocynthis D6, D12
Neuralgien; Ischialgien, Coxalgien, Verschlimmerung durch Ärger, Schreck und Bewegung, Besserung durch Stuhlgang, Blähungen, Wärme und Ruhe.

Harpagophytum D4, D6
Arthritiden und Arthrosen von Zwischenwirbelgelenken und Hüfte, Gicht; Morbus Bechterew.

Rhus toxicodendron D4, D6, D12
Gelenkrheumatismus, Lumbago, Folge von Nässe und Kälte, Schmerz wie zerschlagen, Steifigkeit; Verschlimmerung in Ruhe, Besserung durch Bewegung und Wärme; blasenförmiger Ausschlag, Nesseln, Herpes

Erwägenswerte Punktkombinationen

Allgemeine Gelenkschmerzen

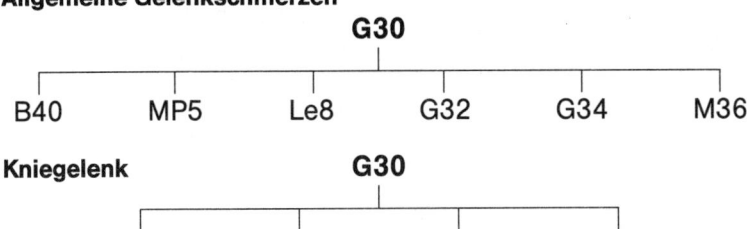

G30

B40 — MP5 — Le8 — G32 — G34 — M36

Kniegelenk   **G30**

M33 — G34 — G41 — Le5

»Knieaugen«

4 Punkte an den Spitzen eines über die Patella gelegten Quadrates.

Hüftgelenk   **G30**

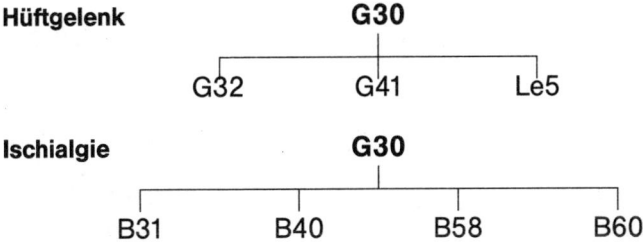

G32 — G41 — Le5

Ischialgie   **G30**

B31 — B40 — B58 — B60

G34 Yang Ling Quan – Yanglingtsiuan

**Yang-Hügel-Quelle
Influential Point
Meisterpunkt
der Muskulatur
und der Sehnen**

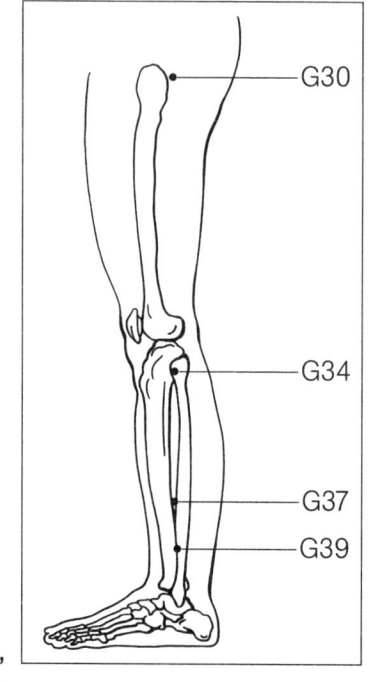

Lage

Grübchen vor und
unter dem
Wadenbeinköpfchen

Indikationshinweise

Chorea; Parkinsonismus; Algien,
Spasmen und Paresen der Mus-
kulatur, besonders Knie, Lumbalgegend und Brustbereich;
Paresen der unteren Extremitäten, Hemiplegie, Claudicatio
intermittens; Cholangitis, Übelkeit, Brechreiz, bitterer Mundgeschmack, habituelle Obstipation

Mittel der Literatur und der eigenen Erfahrung

Eupion, Plumbum, Rhododendron, Secale

Kurzes Wirkprofil und bewährte Potenzen dieser Mittel

Eupion D4, D6
Frauenmittel; Schwindel mit Hitze; Rückenschmerzen (muß
sich anlehnen); sich bis zum Pelvis erstreckende Kreuzbein-
schmerzen; Brennen im rechten Ovar; Menses zu früh und zu
stark; Schmerz der Labien; Pruritus pudendi; Leukorrhoe.

Plumbum D12
Chronische Anämie, Chorea; atonische Obstipation; schlaffe Lähmung der Beine, Kontraktionen.

Rhododendron Ø, D4, D6
Harnsaure Diathese, Kreuzschmerzen, Lähmung der Beinmuskeln (stärkt alle Muskeln, besonders der Beine); Verschlimmerung durch Kälte.

Secale D4, D6, D12
Cerebrale Arteriosklerose, Raynaudsche Krankheit; Brennen und Krämpfe; arteriosklerotische Gangrän, Uterusblutungen.

Erwägenswerte Punktkombinationen

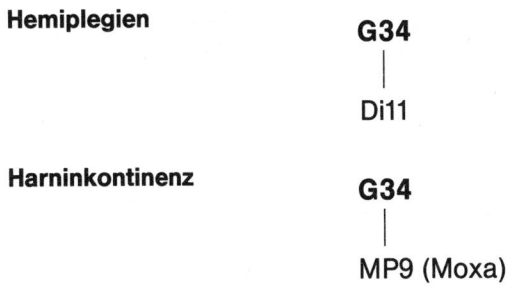

Hemiplegien

G34
|
Di11

Harninkontinenz

G34
|
MP9 (Moxa)

Paresen der unteren Extremitäten

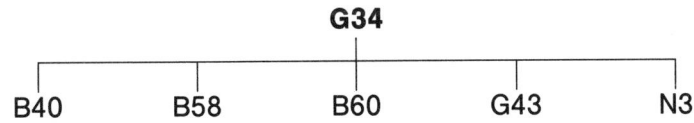

G34

B40 B58 B60 G43 N3

Durchblutungsstörungen der unteren Extremitäten

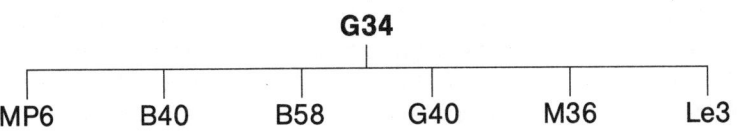

G34

MP6 B40 B58 G40 M36 Le3

G37 Koang Mang – Gungming

**Strahlende Helle
Lo-Punkt
Durchgangspunkt
zum Lebermeridian**

Lage

Außenseite des
Unterschenkels,
3 Querfinger
unter der Hälfte
der Strecke zwischen
oberem Tibiarand
und Malleolus externus

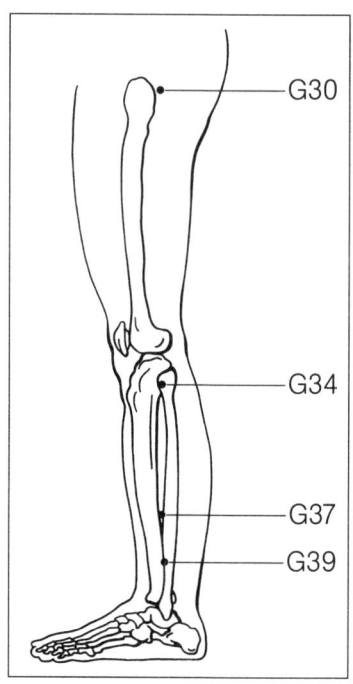

Indikationshinweise

Halbseitiger Kopfschmerz; Augenschmerzen; Nachtblindheit;
Schleierbildung vor den Augen; grauer Star; Gallenkoliken,
Cholecystopathien; Neuralgien und Parästhesien der unteren
Extremitäten; Knieschmerzen; Muskelatrophien, einge-
schränkte Funktion von Muskeln und Sehnen; Fieber mit
Schüttelfrost ohne Schweiß

Mittel der Literatur und der eigenen Erfahrung

Carbo animalis, Conium, Myrica cerifera, Silicea, Strontium carbonicum, Viscum album

Erwägenswerte Punktkombinationen

Neuralgien und Parästhesien der unteren Extremitäten

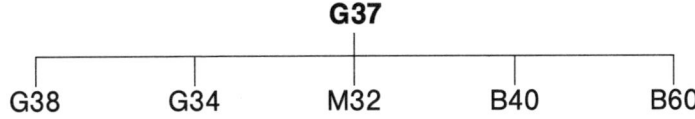

G37

G38   G34   M32   B40   B60

Bei Beginn der Entwicklung von grauem Star

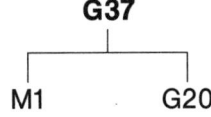

G37

M1   G20

G39   Xuan Zhong – Siuann Tchong

Herabhängende Glocke
Influential Point
Wichtig bei Apoplexien und Paresen

Lage

4 Querfinger
über dem
Malleolus externus
gegenüber MP6

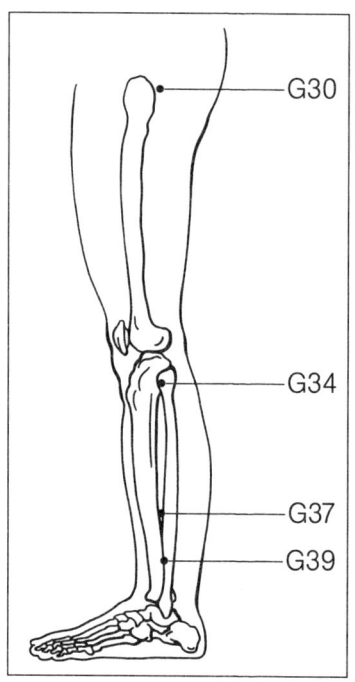

Indikationshinweise

Unruhe; Epilepsie; Hemiplegie; Anorexie; regt Schleimhäute an, regt Kallusbildung an; Schmerzen im Hypochondrium; aufgetriebener Bauch; chronische Erkältungen

Mittel der eigenen Erfahrung

Berberis, Colocynthis, Conium, Lycopodium, Secale, Tabacum

Erwägenswerte Punktkombinationen

Rückenschmerzen

G39
|
G20

Völlegefühl des Bauches

G39
|
M44

Paresen der unteren Extremitäten

G39

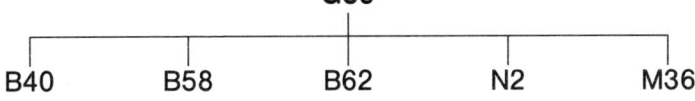

B40   B58   B62   N2   M36

G40 Tsiou Siu –
Qiu Xu

Das Feld am Hügel
Quellpunkt
Spasmen der Extremitäten und im Abdomen

Lage

Vor und unter
dem Malleolus
externus in einer
Vertiefung auf
dem Fußrücken

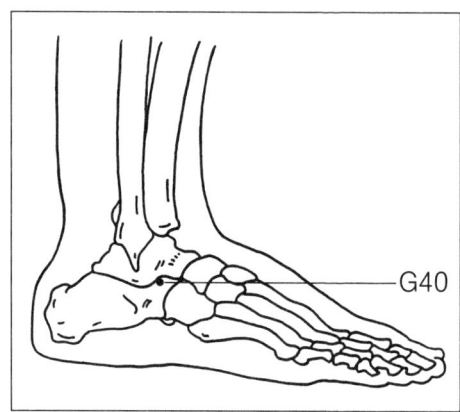

G40

Indikationshinweise

Schwäche, Müdigkeit, Depression; Schmerzen in Nacken,
Brust, Hypochondrium, Hüften und Füßen; Brechreiz, saures
Aufstoßen; abdominelle Spasmen; Schwäche und Einschlafen
der unteren Extremitäten; Spasmen der Extremitäten

Mittel der Literatur

Colocynthis, Kalium carbonicum, Lycopodium, Natrium phosphoricum, Psorinum, Secale, Tabacum

G41 Linqui – Lin Chi

Am Rande der Tränen Kardinalpunkt

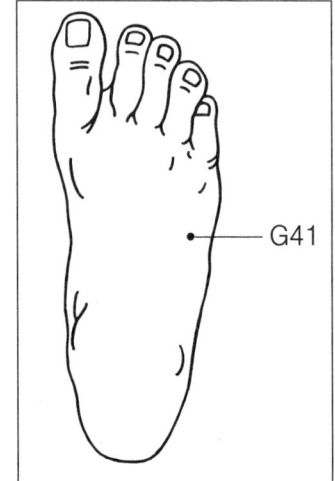

G41

Lage

Vertiefung distal
der Tarsometatarsal-
gelenke zwischen
4. und 5. Zehe,
lateral der Sehne des
M. extensor digiti minimi

Indikationshinweise

Schwindel, Kopfschmerz im Schädeldach; Schmerzen im äußeren Augenwinkel, Konjunktivitis, verschwommenes Sehen; Schmerzen in der Rippengegend und im Hypochondrium; Mastitis; Schwellung des Fußes

Mittel der Literatur

Baptisia, Kalium phosphoricum, Magnolia, Naja, Rhus toxicodendron

Kurzes Wirkprofil und bewährte Potenzen
eines Mittels

Baptisia D4, D6, D12
Asthenische Konstitution; Neigung zu akuten septischen Pro-
zessen; sehr erschöpft; Melancholie mit Stupor, Konfusion;
Schwindel; Entzündungen im Mundraum, in der Kehle; Druck
auf der Lunge; gastrisches Fieber, appetitlos, rechtsseitige
Bauchschmerzen, Durchfälle; ziehender Schmerz in Nacken,
Rücken, Arm und Beinen; alle Ausscheidungen übelriechend.

Erwägenswerte Punktkombination

Kopfschmerz mit Schwindel **G41**
|
G20

Le3   Trae Tchrong – Taichong

Höchster Angriffspunkt Quellpunkt

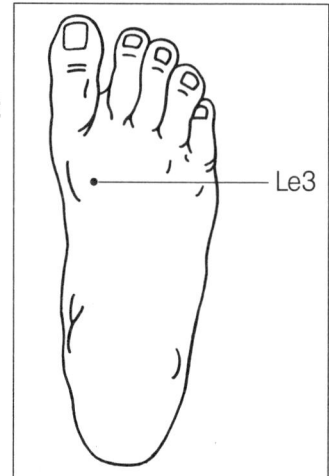

Lage

Im proximalen Winkel der Metatarsalia 1 und 2

Indikationshinweise

Augendruck; Schmerzen in Hals und Kehle; Obstipation; spasmolytisch wirkend bei Stauungen im Bauchraum; Schmerzen in der Nierengegend, Inkontinenz; Dysmenorrhoe; Schwäche der Beine; Krämpfe; Phantomschmerzen

Mittel der Literatur

Absinthium, Causticum, Cuprum, Ferrum, Laburnum, Natrium sulfuricum, Phosphor

Kurzes Wirkprofil und bewährte Potenzen eines Mittels

Laburnum D4
Gleichgültige Stimmung, sehr schläfrig, häufig Schwindel; durstig; ungleich erweiterte Pupillen; oft Brechreiz und Erbrechen, brennender Schmerz im Epigastrium; Tenesmen; grasgrüner Urin; Schmerzen und Taubheit in den Händen und Schwierigkeiten, sie zu bewegen.

Erwägenswerte Punktkombination

Schmerzen in Hals und Kehle

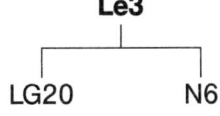

Le5* Ligou –
Li Kou

**Kanal des
Holzwurms
Lo-Punkt
Durchgangspunkt
zum Gallen-
meridian**

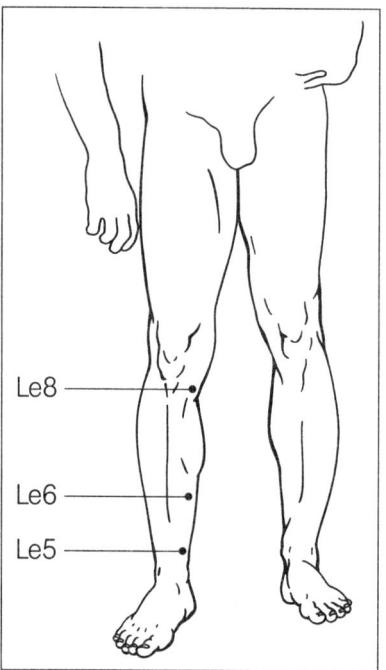

Lage

1 Handbreite
über der Spitze
des Malleolus internus
an der medialen
Kante der Tibia

Indikationshinweise

Unregelmäßige Menstruation; Endometritis, Fluor albus, Orchitis, Impotenz; Hernien, Schmerzen im Bein

*) Le5 ist nicht ganz deckungsgleich mit MP6 und N8, wie manchmal
vereinfachend angegeben.

Mittel der Literatur und der eigenen Erfahrung

Clematis, Gelsemium, Kalium carbonicum, Ignatia, Ptelea trifoliata, Secale

Kurzes Wirkprofil und bewährte Potenzen
eines Mittels

Clematis D4
Chronische Lymphadenitis; Mastitis; Orchitis, Epididymitis;
Harnröhrenstriktur; juckende Dermatitis.

Erwägenswerte Punktkombination

Orchitis

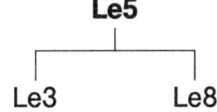

Le6 Zhong Du – Chung Tu

Mittlere Stadt
Spezialpunkt

Lage

Am medialen Tibiarand,
2 Querfinger
unter der Mitte
der Strecke obere
Tibiakante zum
inneren Knöchel

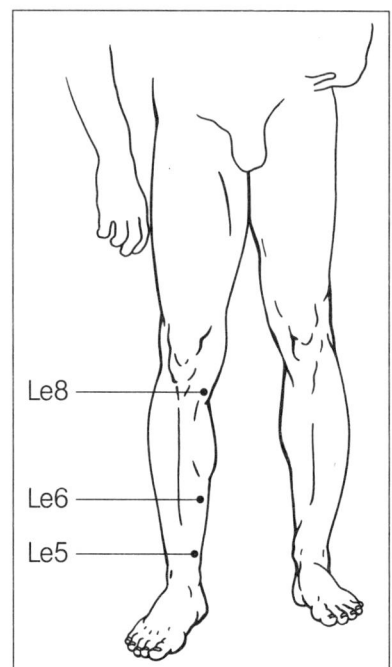

Indikationshinweise

Allgemeine Beschwerden in Verbindung mit Dysfunktionen von
Leber und Galle, leichte Leberinsuffizienz; Spasmen des Darmes; Hautjucken

Mittel der Literatur und der eigenen Erfahrung

Carduus marianus, Chelidonium, Kreosotum, Dolichos

Kurzes Wirkprofil und bewährte Potenzen eines Mittels

Dolichos D4, D6
Leberbeschwerden; Neigung zu Hämorrhoiden; Gelbsucht; Hautjucken bei Gelbsucht, in der Schwangerschaft, im Alter, besonders Schultern, Knie und behaarte Teile, oft mit herpetiformen Ausschlägen; Verschlimmerung nachts, durch Wärme, durch Kratzen; mehr rechtsbetontes Mittel.

Erwägenswerte Punktkombination

Pruritus

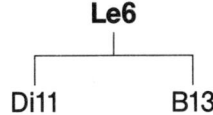

Le8 Ququan – Tsou Tsiuann

**Quelle an
der Krümmung
Ho-Punkt
Tonisierungspunkt**

Lage

Mediales Ende der
Kniegelenksfalte in
einer Vertiefung am
Muskelrand der
mm. semimembranosus
und semitendinosus

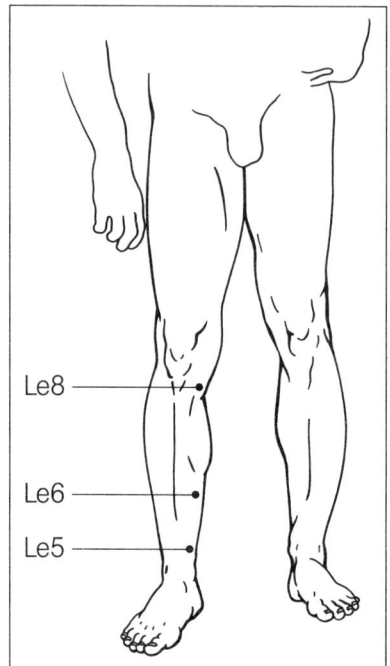

Le8

Le6

Le5

Indikationshinweise

Allgemeine Kräftigung des Organismus, Schwächezustände;
Sehstörungen; Knieschmerzen; Pruritus vulvae; Uterusprolaps; Dysurie

Mittel der Literatur und der eigenen Erfahrung

Aconitum, Crocus sativus, Juniperus, Kalium phosphoricum, Myrica cerifera, Natrium sulfuricum

Kurzes Wirkprofil und bewährte Potenzen eines Mittels

Crocus D6, D12
Krampfdiathese bei Frauen und Kindern; Kongestionen am weiblichen Genitale; Metrorrhagie; Fluor; Abortgefahr.

Erwägenswerte Punktkombination

Pruritus vulvae, Fluor

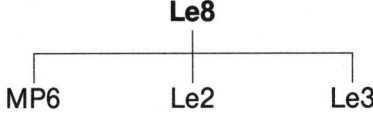

Le13 Zhang Men – Tchang Meng

Gesetzestor
Alarmpunkt des Meridians Milz/Pankreas
Stoffwechselpunkt
Influential Point
Wichtig bei Milzstörungen

Lage

Freies Ende der
11. Rippe

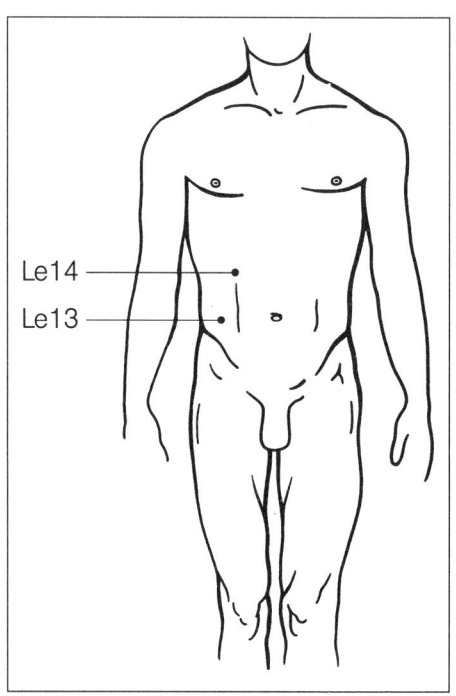

Le14
Le13

Indikationshinweise

Müdigkeit, Rekonvaleszenz, Anämie; Anorexie; Asthma, Emphysembronchitis; Hepato- und Cholecystopathien; Obstipation; Milzstörungen, Milzschwellung; Liegen verschlechtert

Mittel der Literatur und der eigenen Erfahrung

Atropinum, Ceanothus, China, Ferrum phosphoricum, Grindelia, Nux vomica, Quassia

Kurzes Wirkprofil und bewährte Potenzen eines Mittels

Quassia Ø, D2, D3, D4
Magenschmerz mit Sodbrennen, atonische Dyspepsie; Hepatopathien, Zirrhose (bei Aszites Ø, 3–5 Tropfen pro Gabe), Pfortaderstauung; Schmerzen in der Lebergegend und Interkostalschmerzen rechts; stechende Leberschmerzen oft begleitet von Milzschmerzen; starker Harndrang, bei Kindern oft Inkontinenz.

Erwägenswerte Punktkombination

Müdigkeit, Rekonvaleszenz, Anämie, Anorexie

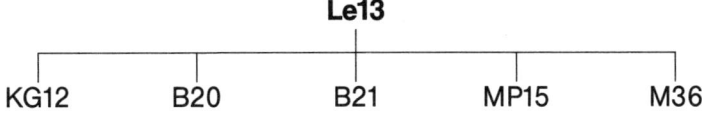

Le13

KG12   B20   B21   MP15   M36

Le14 Tsri Men – Quimen

Alarmpunkt des Leber- meridians

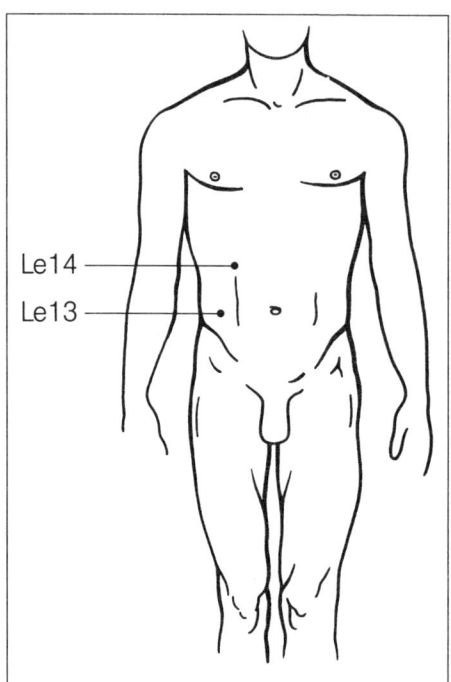

Le14
Le13

Lage

Im 6. Interkostalraum zwischen 6. und 7. Rippe, 2 Rippen unter der Brustwarze, in gleicher Höhe wie M19

Indikationshinweise

Brechreiz, Erbrechen, Hyperemesis gravidarum, Kinetosen; Meteorismus, Flatulenz; Brechdurchfälle; Schmerzen in der Brust und im Hypochondrium

Mittel der Literatur

Apomorphinum hydrochloricum, Bryonia, Calcium sulfuricum, Hepar sulfuris, Nux moschata, Oxalicum acidum

Kurzes Wirkprofil und bewährte Potenzen einiger Mittel

Apomorphium hydrochloricum D4, D6
Zerebrales Erbrechen, Schwangerschaftserbrechen, Seekrankheit, Kitzelhusten mit Brechreiz.

Oxalicum acidum D6, D12, C30
Lithämische, neuropathische Konstitution; Hypochondrie; anfallsweise die Seiten wechselndes Rheuma; Rheumaschmerz an kleinen Stellen; Kreuzschwäche, in die Beine ausstrahlende Kreuzschmerzen; Hodenschmerz; Oxalurie; Beschwerden schlechter beim Darandenken.

Erwägenswerte Punktkombination

Erbrechen

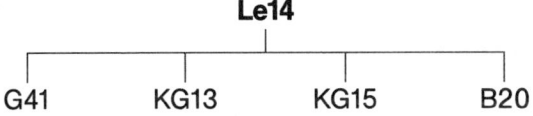

Lu1 Tchong Fu – Zhongfu

Alarmpunkt des Lungenmeridians

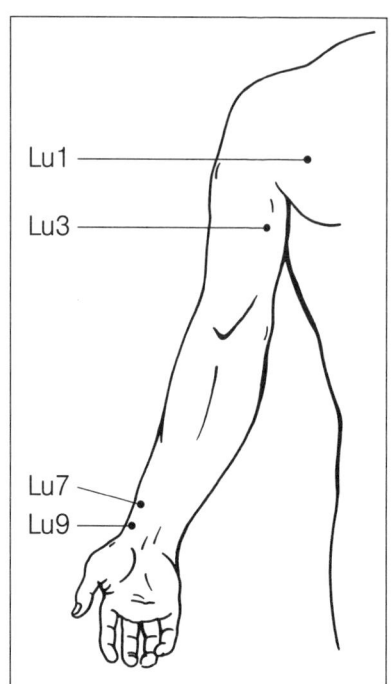

Lage

In der vorderen
Axillarlinie in Höhe
des 1. Interkostalraumes
am lateralen Ende
der Klavikula

Indikationshinweise

Husten; Lungenerkrankungen, Asthma, Emphysem; gegen den Rücken ausstrahlende Schulterschmerzen; juckende Dermatosen; Abneigung gegen Speisen und Speisengeruch

Mittel der Literatur

Antimonium tartaricum, Arsenum jodatum, Bryonia, Calcium phosphoricum, Hepar sulfuris, Stannum

Kurzes Wirkprofil und bewährte Potenzen eines Mittels

Stannum D4, D6, D12, C30 (Ampullen ab D12)
Allgemeine Nerven- und Muskelschwäche, Paresen, Neuralgien, Neuritiden; Sprechen strengt an, Heiserkeit; Schwäche des Respirationstraktes, Emphysembronchitis, Bronchiektasien, Rasseln in der Brust, gelbgrünlicher Schleim, der schwer auszuhusten ist; Druck in der Lebergegend; Nabelkoliken; Leerheitsgefühl im Abdomen.

Erwägenswerte Punktkombination

Asthma

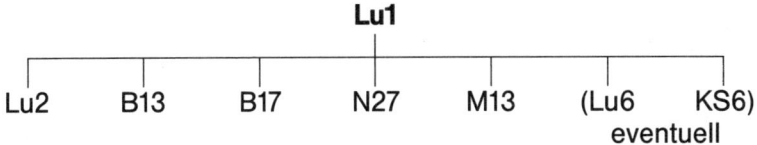

Lu1

Lu2   B13   B17   N27   M13   (Lu6   KS6)
eventuell

Lu3   Tian Fu –
Tienn Fou

**Versammlungs-
halle des Himmels
Himmelsfenster-
punkt**

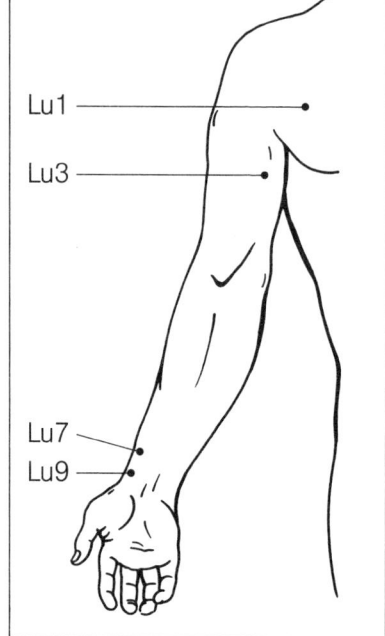

Lu1

Lu3

Lu7

Lu9

Lage

3 Querfinger
unter dem Vorderrand
der Achselfalte
auf dem M. biceps

Indikationshinweise

Bewußtseinstrübung, Schlafwandeln, Weinen, verschwommenes Sehen; Zephalgien; Blutungen aus Nase und Mund

Mittel der Literatur und der eigenen Erfahrung

Acidum benzoicum, Euphrasia, Vipera berus

Kurzes Wirkprofil und bewährte Potenzen
eines Mittels

Vipera berus D12, C30
Angst, deliriöse Zustände; Herzschmerzen, Herzangst; Lymph-
angitis, Thrombose; Epistaxis; Paresen der Glieder, Gangrän.

Erwägenswerte Punktkombinationen

Epitaxis (Schema 1)

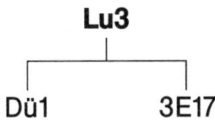

Epitaxis (Schema 2)

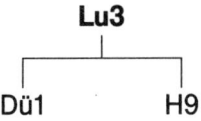

Lu7   Lieque –
Lie Tsiue

**Engpaß
Kardinalpunkt
Lo-Punkt
Durchgangspunkt
zum Dickdarm-
meridian**

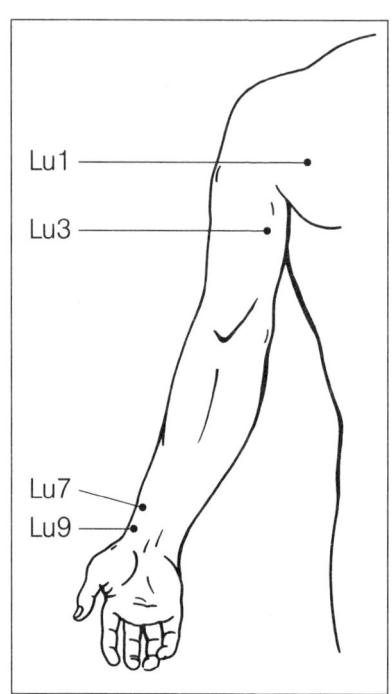

Lage

Über der A. radialis,
1 1/2 Querfinger
proximal des
Capitulum radii

Indikationshinweise

Spasmen und Schmerzen; Lähmungen; Gesichtsschmerzen,
Kopfneurosen, Migräne, Husten, Halsschmerzen; Asthma, Lungenerkrankungen, rheumatische Beschwerden, von der Schulter in die Hand ausstrahlend

Mittel der Literatur

Alumina, Calcium fluoratum, Calcium sulfuricum, Causticum,
Magnesium phosphoricum, Ipecacuanha, Phosphor, Verbascum

Kurzes Wirkprofil und bewährte Potenzen einiger Mittel

Causticum D6, D12, C30
Gesichtsneuralgien; Facialisparese; Laryngopharyngitis; Dupuytrensche Kontraktur; Inkontinenz.

Ipecacuanha D4, D6, D12
Reizbar; Migräne, nicht erleichterndes Erbrechen; Husten; Bronchitis; Asthma; Heufieber; Uterusblutungen; Obst und Eis unverträglich.

Magnesium phosphoricum D6, D12
Krämpfe; Koliken; schießende Schmerzen; Krampfhusten; Chorea; Dysmenorrhoe mit Krampfschmerzen; Wärme und Druck bessert.

Phosphor D6, D12
Phosphor ist ein sehr vielseitig einsetzbares Mittel, ein Polychrest; Hier nur: Leptosomer Habitus; nervös, furchtsam, leicht niedergeschlagen; Bronchopneumonie; Asthma (wenn konstitutionell passend); nachts schlimmer; alles »brennt«; Ruhe bessert.

Verbascum D3, D4
Neuralgien; Trigeminusneuralgie; Kieferschmerz; Heiserkeit; Katarrhe.

Erwägenswerte Punktkombinationen

Laryngitis

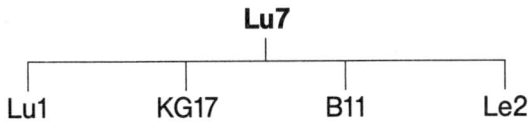

Pharyngitis

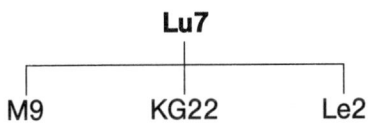

Lu9 Tai Yuan – Trae Yuan

Große Quelle
Quellpunkt
Influential Point
Beeinflussung
von Gefäßen
und Puls

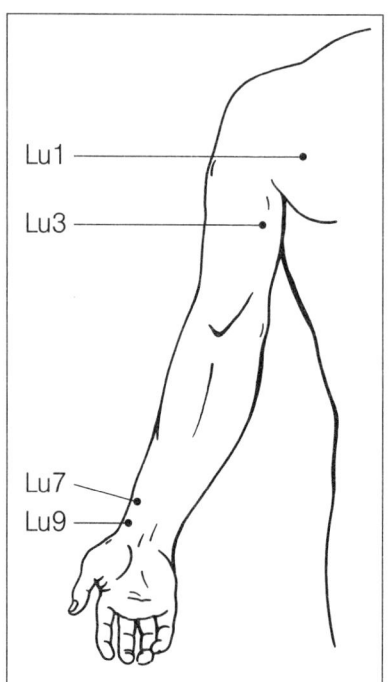

Lage

Auf der Radialis-
rinne, in der Hand-
gelenksfalte

Indikationshinweise

Insomnie; Epistaxis; Husten; Halsschmerz; Asthma; Emphysem; Brustschmerz; Enuresis; Erhöhung des systolischen
Blutdruckes

Mittel der Literatur und der eigenen Erfahrung

Ammonium carbonicum, Equisetum, Sanguninaria, Tartarus emeticus, Vipera berus

Kurzes Wirkprofil und bewährte Potenzen einiger Mittel

Ammonium carbonicum D4, D6
Kreislaufschwäche; kalter Schweiß; Rhinitis; Nasenbluten; viel Niesen; Halsschmerzen; Reizhusten; Ischialgie, Verschlimmerung beim Husten.

Equisetum D4, D6
Reizblase, Blase wie wund; Oligurie; Enuresis; Nierensteine.

Sanguinaria D6
Migräne; Gelenk- und Muskelschmerzen; klimakterische Beschwerden, Wallungen, Nachtschweiße; Hände und Füße brennen; Hautrötung.

Erwägenswerte Punktkombination

Husten

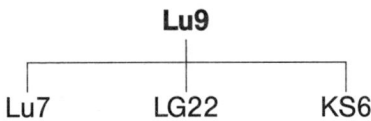

Di2   El Tsienn –
         Erjian

         Fingerglied
         Sedationspunkt
         Stoffwechselpunkt

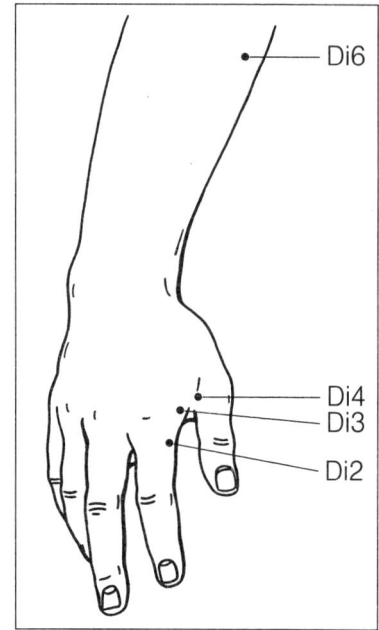

Lage

Distal des
Grundgelenkes
des Zeigefingers

Indikationshinweise

Gleichgewichtsstörungen; Tinnitus; Schleimhaut: Konjunktivi-
tis, Rhinitis, Sinusitis; Entzündungen in Mund und Rachen;
Gastralgie, Ulcus ventriculi, Enteritis, Flatulenz, Meteorismus;
Spasmen der Hände und Schultern; Haut, besonders Akne

Mittel der Literatur und der eigenen Erfahrung

Argentum nitricum, Barium carbonicum, Crocus sativus, Kalium sulfuricum, Lachesis, Lolium temulentum, Sulfur

Kurzes Wirkprofil und bewährte Potenzen eines Mittels

Argentum nitricum D6, D12
Abgemagerte Menschen mit altem Aussehen, nervös, unruhig; Schwindel; Neurasthenie; Vergeßlichkeit; chronische Schleimhautkatarrhe, Konjunktivitis, Blepharitis, Laryngitis; Dyspepsie, Gastritis; Nephritis; Metritis, Cervicitis; mehr linksseitig wirkend, kann nicht rechts liegen; Verlangen nach Süßigkeiten, die schlecht bekommen; Verschlimmerung nachts und durch Wärme, Besserung durch Druck.

Erwägenswerte Punktkombination

Exzeme, auch mit allergischer Komponente

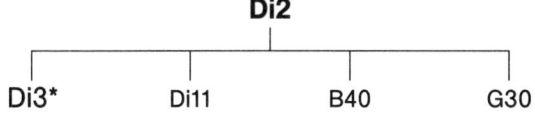

*) Bemerkung: Di2 wird oft gemeinsam mit Di3 angewandt

Di3   **Sann Tsienn –**
          Sannjian

          Drittes Fingerglied
          Sedationspunkt
          Stoffwechselpunkt

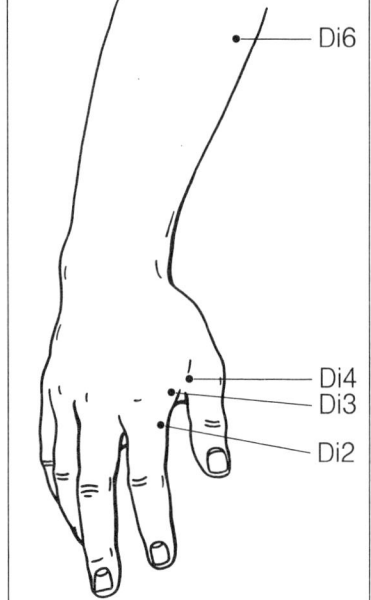

Lage

Bei Faustschluß
in einem Grübchen
an der radialen
Seite des Zeigefingers
proximal zu dem
Köpfchen des
2. Metakarpalknochens

Indikationshinweise

Augenschmerzen; Trigeminusneuralgie, fördert die Diurese;
Rhinitis, Sinusitis; sonst ähnlich wie Di2 und oft mit diesem
gemeinsam behandelt

Mittel der Literatur

Argentum nitricum, Euphrasia, Sulfur

Erwägenswerte Punktkombination

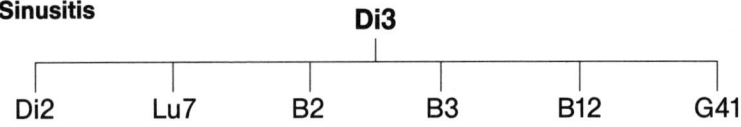

Di4   Ro Kou –
          Hegu

          Vereinte Täler
          Quellpunkt
          Stoffwechselpunkt
          Schleimhaut-
          wirkung

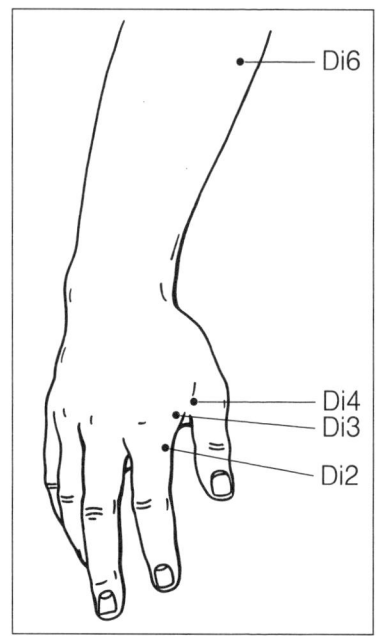

Lage

Ungefähr in der
Mitte des 2. Mittel-
handknochens in einer
Vertiefung gelegen

Indikationshinweise

Kopfschmerz, Augenschmerz mit Rötung des Auges, Migräne;
Trigeminusneuralgie, Sinusitis, Heuschnupfen, Anosmie; Rhinitis, Drüsenschwellungen am Hals, Halsschmerzen, Obstipation

Mittel der Literatur und der eigenen Erfahrung

Acidum picrinicum, Ammonium muriaticum, Baptisia, Causticum, Cepa, Chamomilla, Hydrastis, Magnesium phosphoricum, Opium, Veratrum

Kurzes Wirkprofil und bewährte Potenzen einiger Mittel

Cepa D4, D6
Reichlich tränende Augen; brennende Sekrete; durch naßkalten Wind ausgelöste Erkältung, Schnupfen, Husten, Heiserkeit; Verschlimmerung in Wärme.

Hydrastis D4, D6, D12
Tiefgreifendes, antidyskratisches Mittel; Fließschnupfen mit Jucken und Wundheitsgefühl; Sinusitis mit gelblicher Absonderung; Hautjucken, schlimmer nachts.

Opium D12, C30
Vegetative Störungen als Folge von Schreck und Aufregung; chronische, atonische Obstipation; Darmparalyse; Hautjucken ohne sichtbare Erscheinung, Kratzen macht Quaddeln.

Erwägenswerte Punktkombinationen

Rhinitiden und Sinusitiden

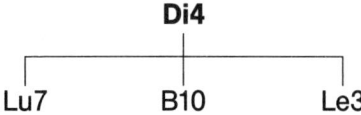

Obstipation

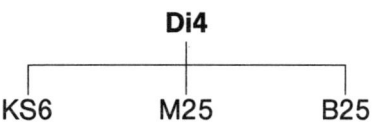

Di6 Pienn Li –
        Pianli

        **Schräger
        Durchgang
        Lo-Punkt
        Durchgangspunkt
        zum Lungen-
        meridian**

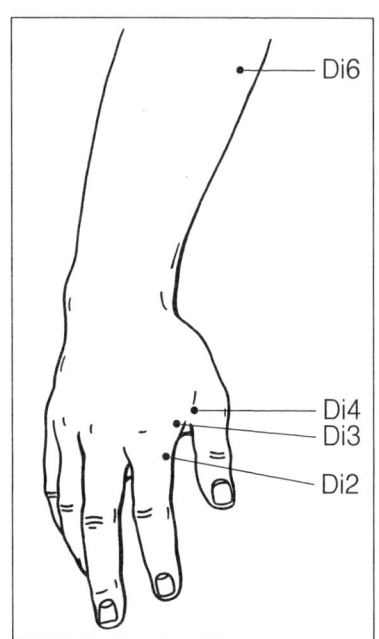

Lage

Über dem Radius,
am Ende des
proximalen Drittels
4 Querfinger
proximal von Di5,
in einer Mulde

Indikationshinweise

Taubheit; Paresen der oberen Extremitäten und der Schulter;
Schmerzen besonders im Daumen und Zeigefinger; Ödeme;
Epitaxis; spastische Obstipation

Mittel der Literatur

Calcium sulfuricum, Causticum, Chininum sulfuricum, Gnaphalium, Ipecacuanha, Kalium muriaticum, Tartarus emeticus

Di11 Tsiu Tchre –
Shousan Li

Gewundener Teich
Tonisierungspunkt

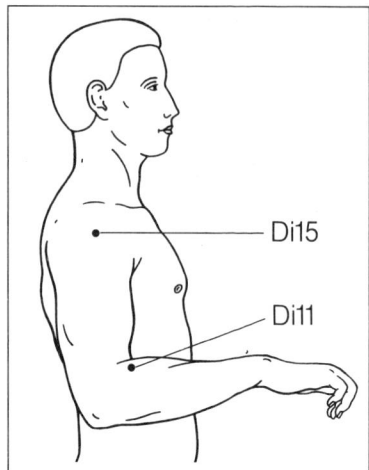

Di15

Di11

Lage

Am lateralen Rand
der Ellbogenfalte
bei gebeugtem Arm

Indikationshinweise

Verspannung; Steifigkeit; Kraftlosigkeit; Hemiplegie; Neurasthenie; Parotitis; Halsschmerz; Stimmverlust; Vergrößerung der
Schilddrüse; Schulter-Arm-Syndrom, Ellbogenschmerz; Urticaria, Ekzem, Hautjucken

Mittel der Literatur

Alumina, Carbo vegetabilis, Causticum, Hepar sulfuris, Mezereum

Kurzes Wirkprofil und bewährte Potenzen eines Mittels

Hepar sulfuris D6, D12, C30
Überempfindlich gegen Schmerzen, Berührung und Kälte; chronische Blepharo-Konjunktivitis; Pharyngitis; Angina tonsillaris; chronische Otitis media; trockene Ekzeme; Pyodermie, Furunkulose, Abszesse.

Erwägenswerte Punktkombinationen

Rheumatische Schmerzen in Schulter und Arm

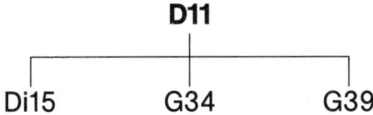

Neurasthenie

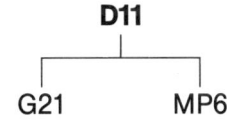

Di15   Tsienn Tu – Jiann Yu

Meisterpunkt der Paresen der oberen Extremitäten

Lage

Bei abgewinkeltem Arm auf der Schulter in der vorderen Grube, die sich vor der Sehne des M. biceps bildet

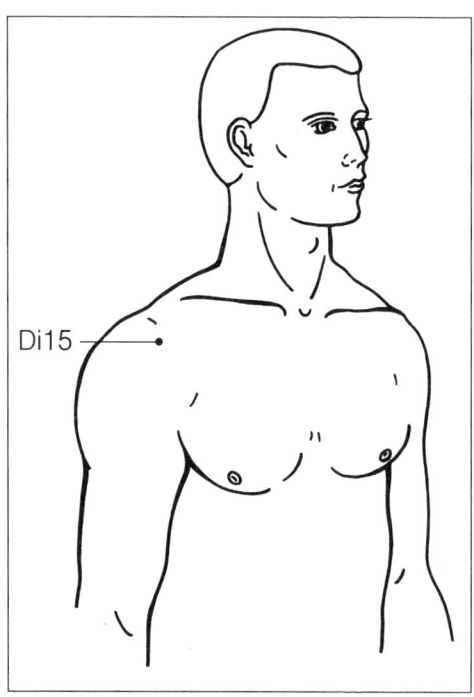

Indikationshinweise

Kraftlosigkeit in Arm und Hand, rheumatische Schmerzen in Arm, Hand und Schultergelenk sowie Schultergürtel; Interkostalneuralgie, Urticaria

Mittel der Literatur

Acidum formicicum, Arnica, Bryonia, Plumbum, Ranunculus bulbosus

Kurzes Wirkprofil und bewährte Potenzen einiger Mittel

Acidum formicicum D4, D6, D12, C30
Allgemeine Umstimmung; Gelenk- und Muskelschmerzen; Urticaria.

Arnica D4, D6, D12, C30
Muskel- und Gelenkschmerzen, Interkostalneuralgie, Paresen als Folge von apoplektischen Insulten.

Bryonia D4, D6
Schmerzen der Gelenke mit Rötung und Hitze; Interkostalneuralgie; empfindlich gegen Berührung, schlimmer durch Bewegung, Besserung durch Ruhe und Wärme.

Erwägenswerte Punktkombinationen

Schulter-Arm-Syndrom und Interkostalneuralgie

Di15

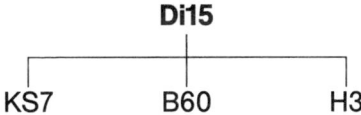

KS7   B60   H3

Paresen nach Apoplex

Di15

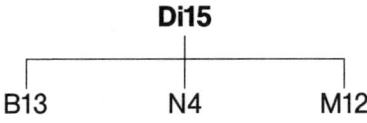

B13   N4   M12

Di20 Ying Xiang –
Ing Siang

Bewillkommung des Duftes
Spezialpunkt

Lage

In der Höhe des Nasenloches zwischen Nasolabialfalte und
seitlichem Nasenflügelrand

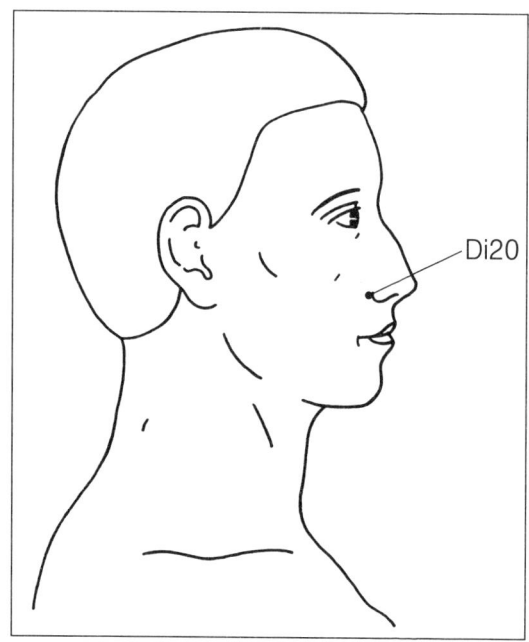

Indikationshinweise

Störungen im Bereich der Nase; Wucherungen, verstopfte
Nase, Geruchsverlust; Lippen geschwollen und schmerzhaft;
Gesichtsparese, meist einseitig

Mittel der Literatur

Aconitum, Cinnabaris, Verbascum

Kurzes Wirkprofil und bewährte Potenzen eines Mittels

Verbascum D3, D4, D6
Polyneuralgien; Trigeminusneuralgie; schmerzhaftes Kiefergelenk; Ohrenreißen; Heiserkeit; Katarrh; Schmerzen in den Extremitäten, im Rücken, in der Hüfte, an den Fußsohlen; Blasenreizung; Verschlimmerung durch kalte Luft.

Erwägenswerte Punktkombination

Verstopfte Nase

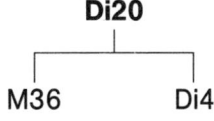

M3 Ju Liao –
Chü Chiao

Weites Kellerloch
Spezialpunkt

Lage

1 Querfinger
lateral der Nasen-
öffnung auf einer
Senkrechten
durch die
Mitte der Pupille

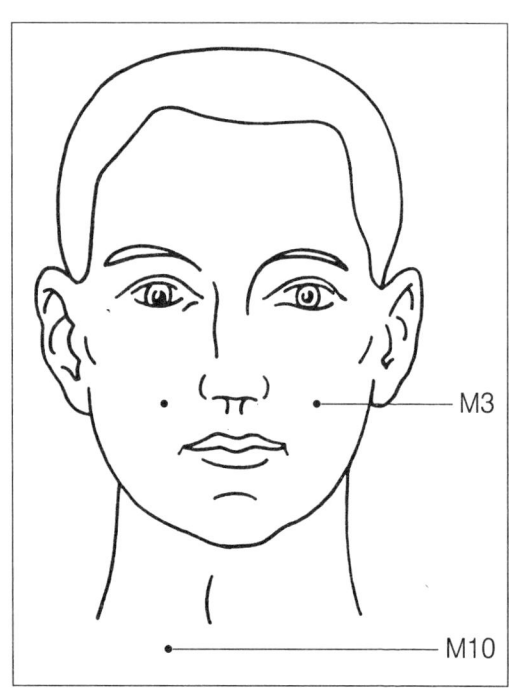

Indikationshinweise

Sinusitis; Tic; Facialisparese; Trigeminusneuralgie; Sehstörungen; Nachtblindheit, Schleier vor den Augen, grüner Star, Lid-
krämpfe; Zahnschmerzen, Kiefersperre, Stottern

Mittel der Literatur und der eigenen Erfahrung

Aconitum, Euphrasia, Verbascum

Erwägenswerte Punktkombination

Bei den oben genannten Indikationen

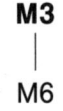

Kiefersperre

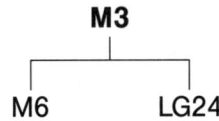

Zahnschmerzen

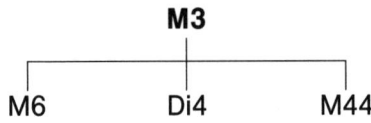

M10 Choe Trou – Shui Tu

Wassersturz
Spezialpunkt

Lage

Vorderrand des M. sternocleidomastoideus in Höhe des Schildknorpels

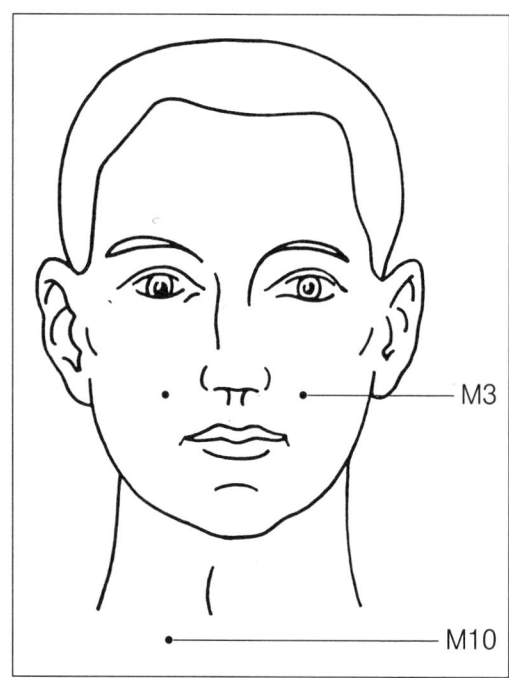

Indikationshinweise

Stimmermüdung, Heiserkeit; Tracheitis; Hyperthyreose (ausgleichende Wirkung auf die Schilddrüse); Magenspasmen

Mittel der Literatur und der eigenen Erfahrung

Argentum nitricum, Arum triphyllum, Chininum arsenicosum, Lycopus virginicus, Magnesium carbonicum

Kurzes Wirkprofil und bewährte Potenzen eines Mittels

Arum triphyllum D3, D4
Rhinitis; Heiserkeit, Aphonie (bei nervösen Stimmstörungen auch D12); Pharyngolaryngitis; Glossitis; schmerzhafter Husten; reichlicher Harnfluß.

Erwägenswerte Punktkombination

Schwellung der Schilddrüse

M10

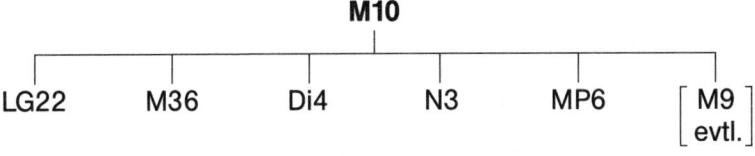

LG22   M36   Di4   N3   MP6   ⌈ M9 ⌉
                                        ⌊ evtl. ⌋

M15 Wu Yi –
Wu I

**Schutzdach
des Hauses
Spezialpunkt
Wichtiger
Punkt bei
Allergien**

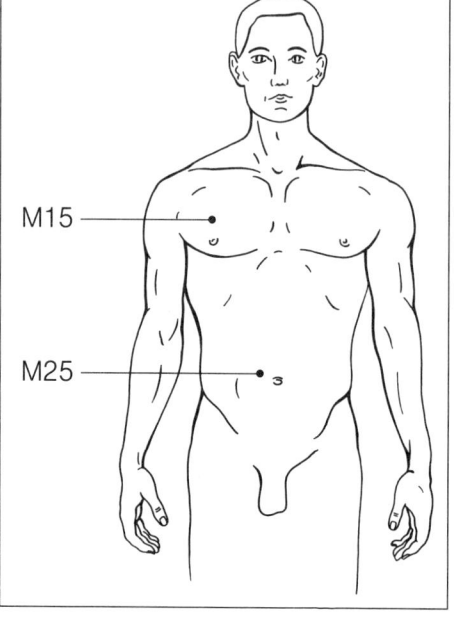

Lage

Mamillarlinie in
Höhe des 2. Inter-
kostalraumes

Indikationshinweise

Bronchitis, allergische Bronchitis, asthmoide Zustände,
Asthma, Asthmaemphysem; Interkostalneuralgie; Urticaria

Mittel der Literatur und der eigenen Erfahrung

Aranea diadema, Cardiospermum, Galphimia glauca, Magnesium phosphoricum, Mezereum, Ranunculus bulbosus

Kurzes Wirkprofil und bewährte Potenzen
einiger Mittel

Aranea diadema D4, D6
Periodisch auftretende Beschwerden; Neuralgien, Neuritiden;
Parästhesien; allgemeine Frostigkeit; eiskalte Extremitäten;
Schmerzen des 4. und 5. Fingers; Schmerzen des Fersenbei-
nes; Verschlimmerung durch Feuchtigkeit.

Magnesium phosphoricum D6
Neuralgien in allen Körperteilen, Schmerzcharakter schiebend, bohrend, anfallsweise; krampfartige Schmerzen; Asthma nervosum, Asthma cardiacum, Angina pectoris; Hautjucken, Altersjucken.

Cardiospermum D3, D4
Entzündliche gelenkrheumatische Erkrankungen; Allergische Hauterkrankungen, Urticaria, Ekzeme, Hautjucken, Arzneimittelausschläge, Insektenstiche.

Galphimia glauca D4, D6
Heufieber, allergische Erkrankungen der Nasenschleimhaut, allergische Erkrankungen des gesamten Respirationstraktes, Asthma bronchiale; allergische Hauterkrankungen.

Ranunculus bulbosus D4, D6
Schweregefühl und Müdigkeit; Zerschlagenheitsschmerz; Scheitelkopfschmerz; Interkostalneuralgie; Herpes zoster, Brachialgie; Schreibkrampf; Exantheme mit Bläschenbildung; Verschlimmerung durch Wetterwechsel, bei feuchtkaltem Wetter, bei Bewegung und Berührung.

Erwägenswerte Punktkombinationen

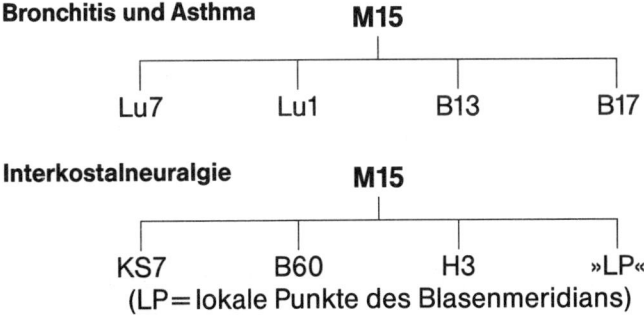

Bronchitis und Asthma　　　**M15**

Lu7　　Lu1　　B13　　B17

Interkostalneuralgie　　**M15**

KS7　　B60　　H3　　»LP«
(LP = lokale Punkte des Blasenmeridians)

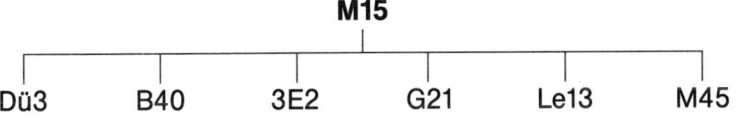

Urticaria, allergisches Ekzem

M15

Dü3　　B40　　3E2　　G21　　Le13　　M45

M25 Tien Tchou – Tianshu

**Angel des Himmels
Alarmpunkt des
Dickdarmmeridians**

Lage

3 Querfinger
lateral des Nabels

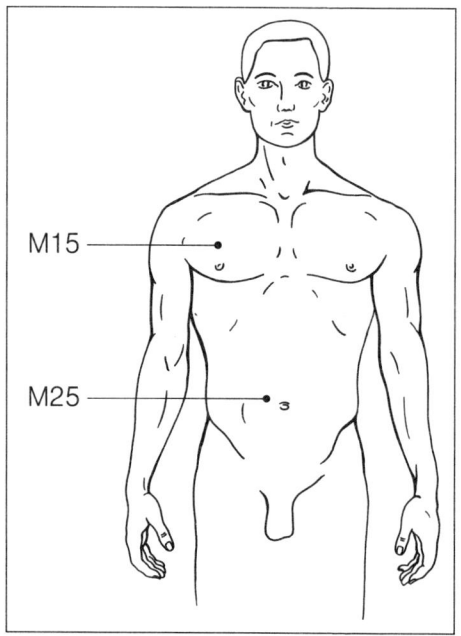

M15

M25

Indikationshinweise

Gastritis, Enteritis, Colitis, Diarrhoe, Obstipation, Meteorismus;
Endometritis

Mittel der Literatur

Anacardium, Arundo, Berberis vulgaris, Bismutum subnitricum, Erigeron canadensis, Magnesium phosphoricum, Lachesis, Raphanus sativus, Sepia

Kurzes Wirkprofil und bewährte Potenzen eines Mittels

Erigeron canadensis D2, D3, D4 (Ampullen ab D3)
Blutungen; Zahnfleisch-, Magen-, Blasen-, Hämorrhoidal-Blutungen, Epistaxis; Myomblutungen, Metrorragie mit Irritationen von Rektum und Blase; hellrotes Blut; stechende Schmerzen in der Nierengegend, Oligurie, Tenesmen; mehr linksseitig wirkendes Mittel.

Erwägenswerte Punktkombination

Alle Darmsymptome

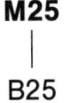

M25

B25

M32   Fou Trou –
        Fu Tu

Liegender Hase
Spezialpunkt
(nach *BACHMANN*)
Wichtig für die
Durchblutung
der unteren
Extremitäten

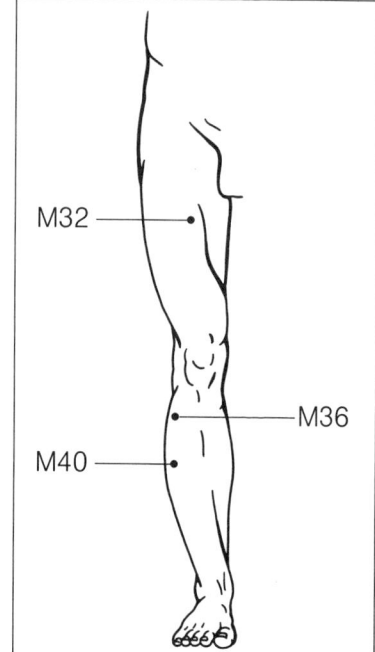

Lage

Mitte der Ober-
schenkelvorderseite
auf dem Bauch des
M. vastus intermedius,
etwa 1 Handbreite oder
8 Querfinger über
der Patella

Indikationshinweise

Hüftschmerzen; Paresen und Schmerzen der unteren Extremitäten; Durchblutung der unteren Extremitäten, Kältegefühl im
Knie

Mittel der eigenen Erfahrung

Aesculus, Arnica, Hamamelis, Secale, Tabacum, Vipera berus

Kurzes Wirkprofil und bewährte Potenzen einiger Mittel

Aesculus D4, D6
Pharyngolaryngitis; venöse Stauungen; Varizen; Pfortaderstauung; Hämorrhoiden; Thrombophlebitis; hartnäckige Obstipation; Kreuzschmerzen im Bereich des Os sacrum.

Arnica D4, D6, D12
Blutbildungsmittel; festigend für Blutgefäße; Krampfadern; Arteriosklerose; helfend bei Apoplexiegefahr und apoplektischen Zuständen; Zerschlagenheitsgefühl in Verbindung mit Muskelermüdung; Muskelkater.

Hamamelis D4, D6
Venenmittel; venöse Hyperämie; Krampfadern und Krampfadergeschwüre; Hämorrhoiden; neuralgische, rheumatische Beschwerden.

Tabacum D6, D12
Angiospastische Zustände, Raynaudsche Erkrankung, Migräne, Angina pectoris; gastrokardialer Symptomenkomplex; Neuralgien, Parästhesien, Paresen.

Erwägenswerte Punktkombinationen

Durchblutungsstörungen der unteren Extremitäten

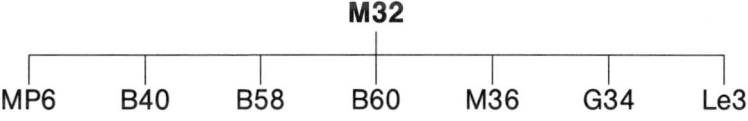

M32

| MP6 | B40 | B58 | B60 | M36 | G34 | Le3 |

Claudicatio intermittens

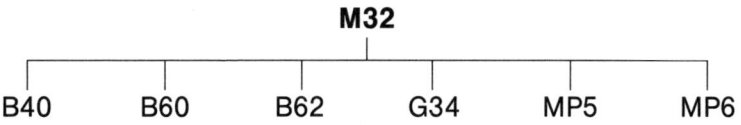

M32

| B40 | B60 | B62 | G34 | MP5 | MP6 |

M36 Sann Li – Zhusanli

Drei Entfernungen
Göttlicher Gleichmut
Spezialpunkt

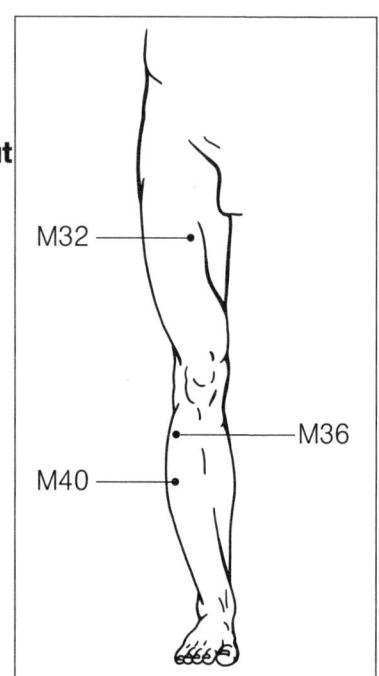

Lage

Unterhalb des Knies
zwischen dem Ansatz
von M. extensor
digitorum longus
und M. tibialis
anterior,
1 Querfinger vor
der Tibiakante

Indikationshinweise

Psychisch und physisch anregend; Neurasthenie; Epilepsie
(hier auch vorbeugend Moxa empfohlen); Gastritis, Ulcera, Enteritis, Obstipation; Völlegefühl, Spannungs- und Druckgefühl,
Bauchschmerz; Hemiplegie; Schmerzen im Kniegelenk; Dysmenorrhoe; Hyper- und Hypotonie

Mittel der Literatur und der eigenen Erfahrung

Alumina, Argentum jodatum, Argentum nitricum, Carbo vegetabilis, Crocus sativus, Kalium sulfuricum, Phosphor, Pulsatilla, Secale

Erwägenswerte Punktkombinationen

Hypertonie

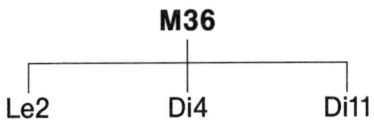

Verdauungsstörungen

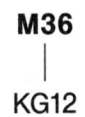

Bauchschmerz mit Diarrhoe

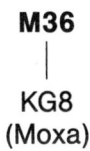

Obstipation

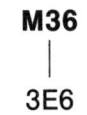

Pankreatitis

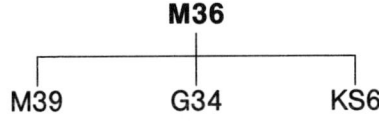

M40 Feng Long – Feng Lun

Üppige Fülle
Lo-Punkt
Durchgangspunkt
zum Meridian
Milz-Pankreas

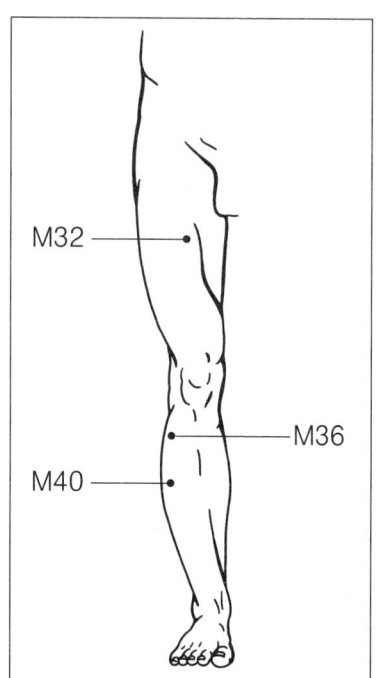

Lage

Auf der Hälfte
der Strecke zwischen
Kniegelenk und
Knöchel,
1 Querfinger
hinter dem Rande
der Tibia

Indikationshinweise

Hemiplegie; Stimmbandlähmung; spastische abdominale
Beschwerden; Singultus mit unbestimmten Brust- und Bauchschmerzen; Husten mit profusem Auswurf

Mittel der Literatur

Jodum, Moschus, Natrium muriaticum, Nux vomica, Secale, Tabacum

Erwägenswerte Punktkombination

Singultus

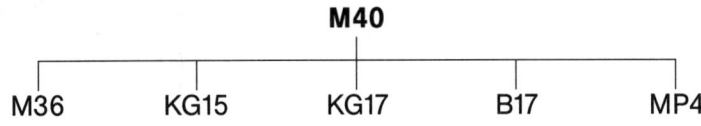

M42 Tchrong lang – Chang Yang

Yang-Angriff
Quellpunkt

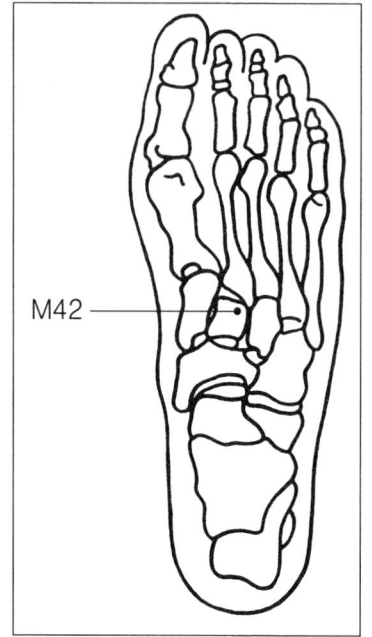

Lage

Auf dem Fußrücken
über dem proximalen
Ende der Mittel-
fußknochen II und III

Indikationshinweise

Stomatitis, Aphten; Fazialisparese; Hyper- und Hypazidität;
Obstipation und Meteorismus; Paresen der Beine

Mittel der Literatur

Acidum nitricum, Arsenicum album, Baptisia, Magnesium phosphoricum

Kurzes Wirkprofil und bewährte Potenzen eines Mittels

Acidum nitricum D6, D12
Übelriechende Schweiße; Chronische Drüseneiterungen; Stomatitis, Gingivitis; Geschwürsneigung und Blutungen an Mundwinkeln, Zunge, Nase, Urethra, Vulva, Anus; Hämorrhoiden, Magenkrämpfe mit Erbrechen; bei allen Beschwerden meist Splitterschmerz.

Erwägenswerte Punktkombination

Schwäche der Fußgelenke mit Gehbehinderung

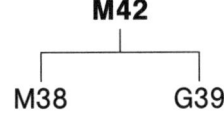

M38   G39

MP3 Trae Po –
Taibai

Höchste Helle
Quellpunkt

Lage

Fußinnenrand, am
distalen Köpfchen
des 1. Mittelfußknochens

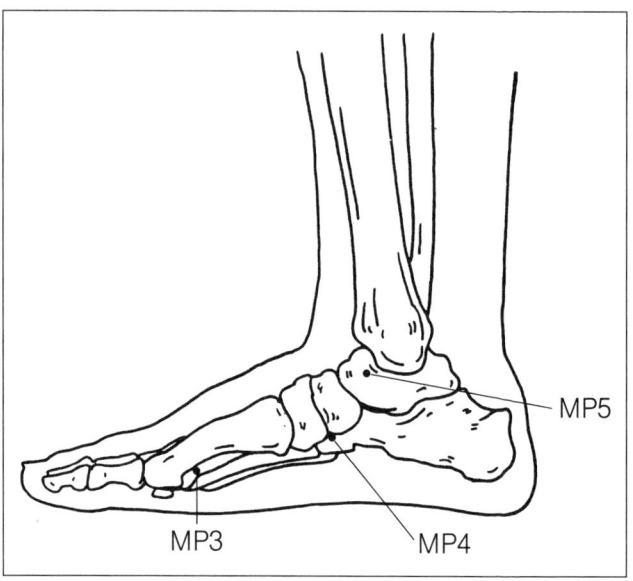

Indikationshinweise

Allgemeine Schwäche, Müdigkeit; Übelkeit; Brechreiz; Abdo-
minalspasmen; Tympanie; Meteorismus; Obstipation mit
gespanntem Leib; auch Diarrhoe; Neuralgien und Paresen der
unteren Extremitäten

Mittel der Literatur

Aloe, China, Laurocerasus, Nux vomica, Paeonia

Kurzes Wirkprofil und bewährte Potenzen eines Mittels

Aloe D4, D6, D12
Hypochondrisch, ruhelos, reizbar; sitzende Berufe; »alte Biertrinker«; Colitis, Gastroenteritis (chronisch und akut); Pfortaderstau; venöse Stauungen im Unterbauch; Hämorrhoiden; morgendliche Durchfälle, Inkontinenz des Darmes; Menses zu früh und zu stark; Verschlimmerung durch Hitze und heißes Wetter, Besserung durch Kälte und frische Luft.

Erwägenswerte Punktkombination

Inkontinenz der Ausscheidungen

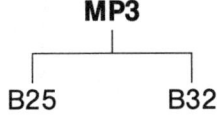

B25   B32

MP4 Kung Sun – Gongsun

Sohn des Herzogs
Kardinalpunkt
Lo-Punkt
Durchgangspunkt zum Magenmeridian

Lage

Innerer Fußrand,
zwischen Metatarsale I
und Os cuneiforme I

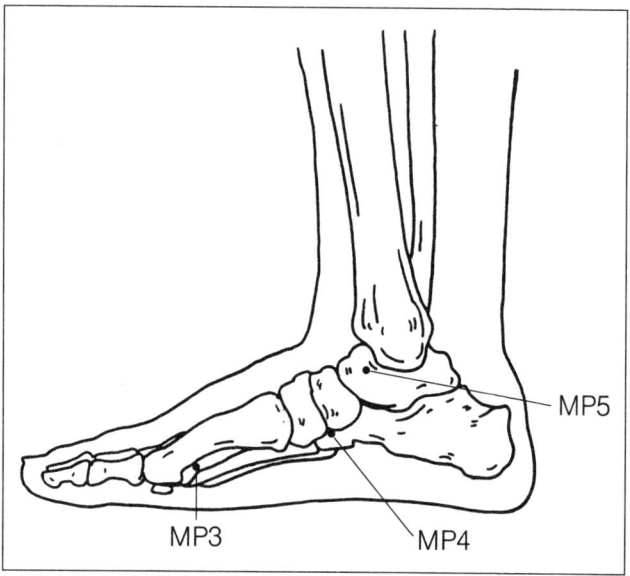

MP5

MP3 MP4

Indikationshinweise

Schmerzen und Spasmen in Magen und Bauch, Erbrechen
und Diarrhoe; Dysmenorrhoe; Endometritis; Knöchelschmerzen

Mittel der Literatur und der eigenen Erfahrung

Acidum fluoricum, Arsenicum album, Asa foetida, Latrodectus mactans, Podophyllum, Sepia

Kurzes Wirkprofil und bewährte Potenzen einiger Mittel

Asa foetida D4, D6
Gemüt hysterisch und hypochondrisch; Globus hystericus; Ösophagusspasmen, »umgekehrte Peristaltik«; Magenspasmen; Mammae überempfindlich; Milchbildung ohne Schwangerschaft; Ausscheidungen übelriechend.

Latrodectus mactans D6, D12
Todes- und Erstickungsangst, dabei Haut kalt und blaß; in den linken Arm bis zu den Fingerspitzen ausstrahlende Herzschmerzen; Gefäßspasmen; abdominelle Spasmen.

Podophyllum D4, D6
Elendes Gefühl, deprimiert; Hepato- und Cholecystopathien; Gelbsucht; Colitis; Diarrhoe, oft mit Obstipation wechselnd.

Sepia D4, D6, D12, C30
Depressionen im Klimakterium; angiotischer Typ mit Beschwerden mehr in der Klimax; Hitzewallungen; chronische Gastritis, Enteritis; Adnexitis und andere Unterleibsentzündungen; Senkungsbeschwerden; Dysmenorrhoe in der Klimax; Varizen; Pfortaderstau; morgens schlechter, abends besser.

Erwägenswerte Punktkombination

Heftige Bauchschmerzen

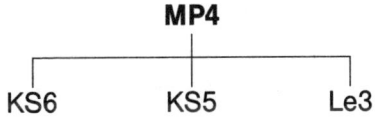

MP5 Chang Tsiou – Shang Qiu

Beratungshügel
Sedationspunkt
Spezialpunkt (nach *BACHMANN*)
Bindegewebs- und Bänderschwäche

Lage

Auf dem Fußrücken unter dem Ende der Tibia, medial von der Sehne des M. extensor hallucis longus

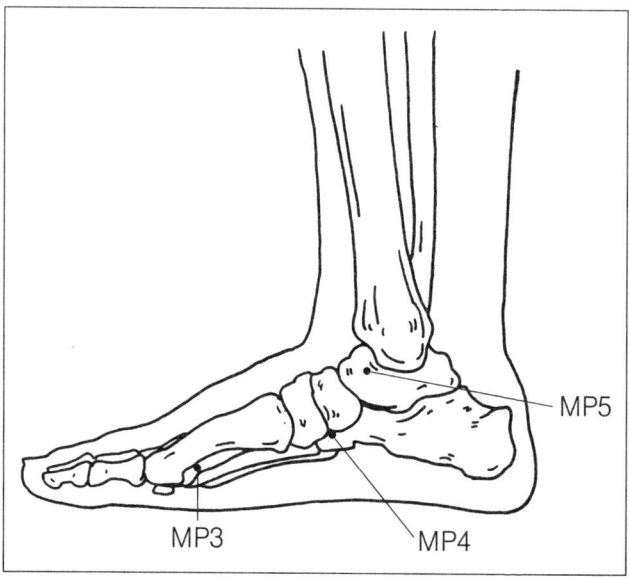

Indikationshinweise

Tagesschläfrigkeit; Mutlosigkeit; Frösteln; Gastritis, Enteritis, Erbrechen, Diarrhoe, Meteorismus; Wirkung auf das Bindegewebe, auf den Gewebetonus und den Tonus der Venen; Bänderschwäche der Gelenke; Diskusschmerzen; Durchblutungsstörungen; schmerzende Varizen; Knöchelschmerzen mit Schwellung

Mittel der Literatur und der eigenen Erfahrung

Acidum fluoricum, Aesculus, Calcium fluoratum, Mercurius, Silicea

Kurzes Wirkprofil und bewährte Potenzen eines Mittels

Acidum fluoricum D6, D12
(ähnlich Calcium fluoratum und Acidum Hydrofluoricum)
Gleichgültig gegen Nahestehende, verantwortungslos; lebhaft; wirkt auf Bindegewebe, Venen, Bänder, Zähne und Periost; Lebererkrankungen, Fettleber, Zirrhose (auch von Alkoholikern); chronische Ausschläge mit Jucken und Brennen; übelriechende Schweiße (besonders Fußschweiß); Verschlimmerung durch Wärme.

Erwägenswerte Punktkombinationen

Schmerzen, Rötung, Schwellung des Knöchels

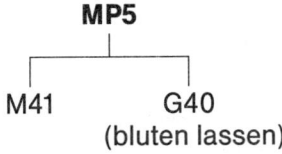

Chronische Enteritis

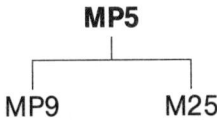

MP6 Sann Inn Tsiao – San Yin Chiao

Treffpunkt der 3 Yin Spezialpunkt Herr des Blutes*

Lage

4 Querfinger
über der Spitze
des inneren Knöchel
am hinteren Rand
der Tibia

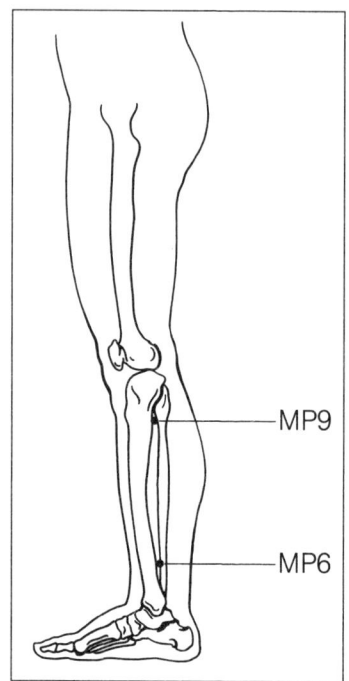

Indikationshinweise

Hyper- und Hypotonie; Durchblutungsstörungen der unteren Extremitäten; Wirkung bis in das kleine Becken; Regelstörungen (sowohl Hyper- als auch Hypofunktion); variköser Symptomenkomplex, Phlebitis, Thrombophlebitis; Ameisenlaufen der unteren Extremitäten, Wadenkrämpfe, kalte Füße; Claudicatio intermittens

Mittel der Literatur und der eigenen Erfahrung

Aesculus, Anhalonium, Arnica, Carduus marianus, Hamamelis, Ptelea trifoliata, Secale

---

*) Der Punkt MP6 ist nicht identisch mit N8 und Le5, jedoch nähern sich hier die 3 Meridiane.

Kurzes Wirkprofil und bewährte Potenzen einiger Mittel

Aesculus D4
Venöse Stauungen; Pfortaderstau, Hämorrhoiden, Varizen; chronische Obstipation; Thrombophlebitis.

Anhalonium D4
Geistige Verwirrtheit, Euphorie; periphere Durchblutungsstörungen.

Arnica D4
Blutungsneigung; Hypertonie; Krampfadern, Muskelschmerz.

Carduus marianus D4
Leberreizung, Pfortaderstau, Aszites, Druck im rechten Oberbauch; Verstopfung wechselnd mit Diarrhoe.

Ptelea trifoliata D6
Leberstauung, Leberschmerz; Liegen auf der linken Seite schmerzhaft, Rechtsliegen bessert.

Secale D4
Raynaudsche Krankheit, Digiti mortui; sklerotische Formen von Gangrän; Brennschmerz, schlimmer durch Bewegung und Wärme.

Erwägenswerte Punktkombination

Durchblutungsstörungen der unteren Extremitäten

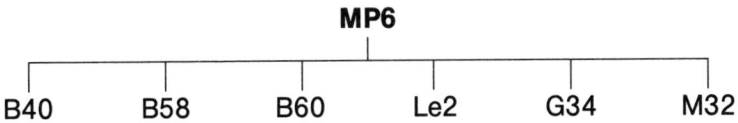

| B40 | B58 | B60 | **MP6**
Le2 | G34 | M32 |

MP9 Inn Ling Tsiuann –
Yin Ling Quan

**Die Quelle
am Ying-Hügel
Spezialpunkt**

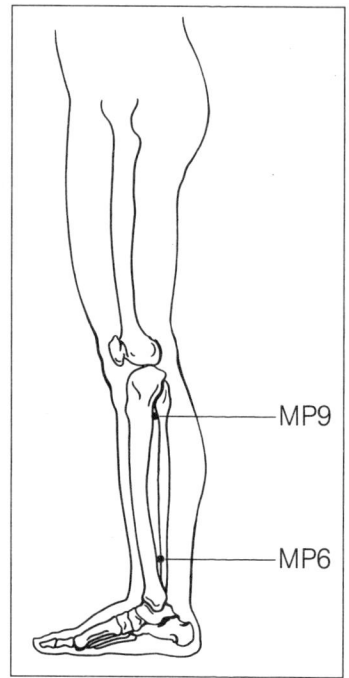

MP9

MP6

Lage

Mediale Seite des
Kniegelenkes
in einer Vertiefung
am Unterrand des
Tibiakopfes

Indikationshinweise

Ödeme; Aufgetriebener Bauch, Meteorismus; spastische
Obstipation; Diarrhoe, Enteritis; Nephritis; Inkontinenz und
Anurie; nächtlicher Samenabgang, Menstruationsstörungen;
Knieschmerzen

Mittel der Literatur und der eigenen Erfahrung

Cantharis, Causticum, Juniperus, Natrium sulfuricum, Nux vomica, Solidago

Kurzes Wirkprofil und bewährte Potenzen eines Mittels

Plantago major D3
Gesichtsschmerzen, heftige Zahnschmerzen mit Speichelfluß; Enuresis nocturna.

Erwägenswerte Punktkombinationen

Unwillkürlicher Harnabgang

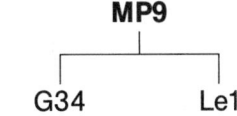

Harnverhaltung

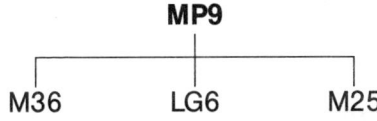

KG2 Qugu – Chü Ku

Gekrümmter Knochen Spezialpunkt

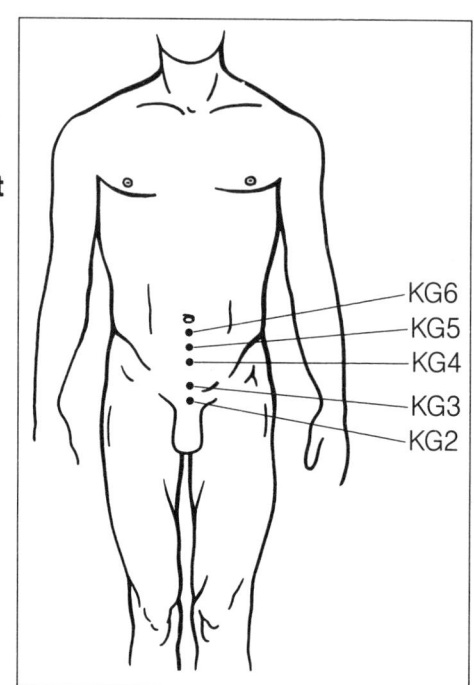

KG6
KG5
KG4
KG3
KG2

Lage

Direkt über dem Schambein an der Symphyse in der Mittellinie

Indikationshinweise

Rasche Ermüdbarkeit; kalte Hände und Füße; Dysmenorrhoe, Fluor albus; Impotenz, nächtliche Pollutionen; Harnverhaltung; Enuresis; Hernien

Mittel der Literatur und der eigenen Erfahrung

Ferrum metallicum, Ferrum jodatum

Kurzes Wirkprofil und bewährte Potenzen eines Mittels

Ferrum metallicum D6, D12
Anämie; Schwäche; Anfälligkeit für Erkältungen; Kälte am ganzen Körper, dabei rotes Gesicht und durstig; ausbleibende oder auch zu frühe Menses; Fluor albus.

Erwägenswerte Punktkombination

Neurasthenische Erscheinungen
Psychisch und physisch ausgleichend, die sogenannte »Akupunktur der Mitte« nach E. MÜNSTER

KG2

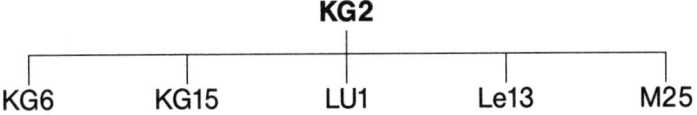

KG6   KG15   LU1   Le13   M25

KG3 Tchong Tsi – Chung Chi

**Alarmpunkt
des Blasen-
meridians**

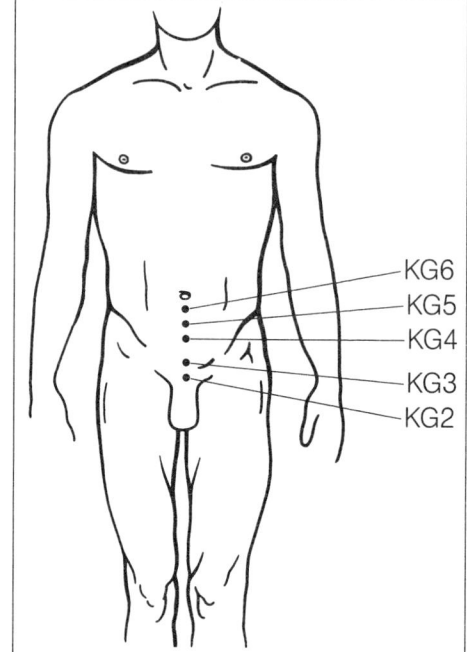

KG6
KG5
KG4
KG3
KG2

Lage

2 Querfinger
über der Symphyse
auf der Mittellinie

Indikationshinweise

Miktionsstörungen; Pollakisurie, Harnverhaltung, Harnträufeln;
Dysmenorrhoe, ausbleibende oder unregelmäßige Periode;
Zwischenblutungen, Unfruchtbarkeit, Impotenz

Mittel der Literatur und der eigenen Erfahrung

Cantharis, Caladium seguinum, Damiana, Paeonia, Rhus toxicodendron, Viburnum opulus, Sabal serrulatum, Sarsaparilla

Kurzes Wirkprofil und bewährte Potenzen einiger Mittel

Cantharis D6
Oft trüber, spärlicher Urin (mit Sediment); Brennen in Blase und Harnröhre, Harn geht tropfenweise ab; Tenesmen in Blase und Mastdarm, schleimig-eitriger Ausfluß aus der Harnröhre; zu starke, dunkle Regel; Ovaralgien.

Sabal serrulatum D4
Harnverhaltung; Pollakisurie; Pyelitis, Zystitis, stechende Schmerzen beim Wasserlassen, nächtlicher Harnzwang, Prostatahypertrophie; Ovaralgie.

Sarsaparilla D4
Harndrang durch Blasenreizung, Polyurie, Harngries, Tenesmen, stärker nach dem Urinieren, das oft nur tropfenweise geht; urinieren nur im Stehen möglich.

Erwägenswerte Punktkombination

Harnverhaltung

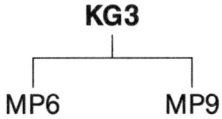

KG4 Koann Iuann –
Guanyuan

**Grenzvorsprung
Alarmpunkt des Dünndarmmeridians**

Lage

2/5 der Strecke
zwischen Symphyse
und Nabel über
der Symphyse

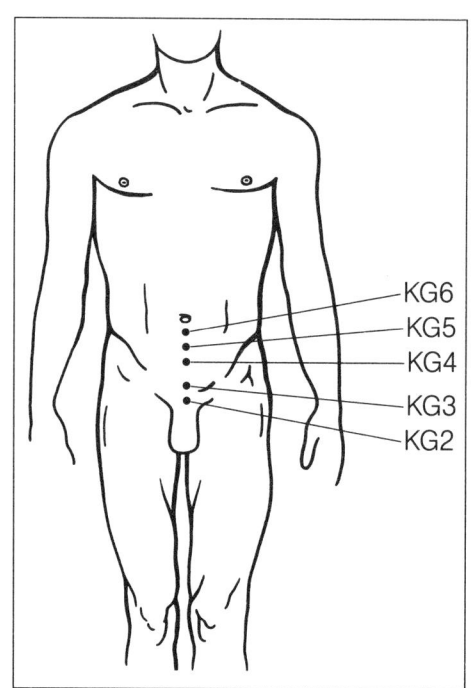

KG6
KG5
KG4
KG3
KG2

Indikationshinweise

Allgemeine Erschöpfung, Schwäche; Kopfschmerz, bei Bewegung schlechter, in Ruhe besser; Bauchspasmen, Enteritis,
Enterokolitis; gynäkologische Störungen mit Schwäche, Dysmenorrhoe; Leukorrhoe, Amenorrhoe; Uterusblutungen, auch
postpartal; Impotenz; Hernien

Mittel der Literatur

Arsenicum album, Cantharis, Hydrastis, Pareira brava

Kurzes Wirkprofil und bewährte Potenzen eines Mittels

Hydrastis D4, D6, D12, C30
Dyskratische Konstitution; allgemeine Schwäche; Appetitlosigkeit; Kräfteverfall; Marasmus senilis; Schwäche nach Blutungen; Präkanzerose; Stomatitis, Rhagaden; allgemeiner katarrhalischer Zustand besonders in Magen und Darm; Ulcera, Kolitis; unspezifische Leberbeschwerden; rheumatoide Beschwerden der Gelenke und Muskeln; Polymenorrhoe, Uterusblutungen; gelber, dicker, scharfer auch blutiger Fluor, auch bei jungen Mädchen.

Erwägenswerte Punktkombinationen

Uterusblutungen

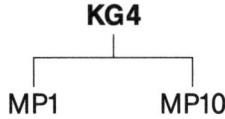

Impotenz

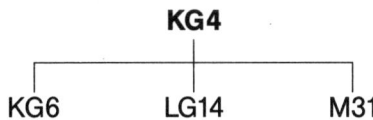

KG5 Che Menn – Shinmen

**Steinernes Tor
Alarmpunkt
des Meridians
3E**

Lage

3/5 der Strecke
zwischen Symphyse
und Nabel über
der Symphyse auf
der Mittellinie

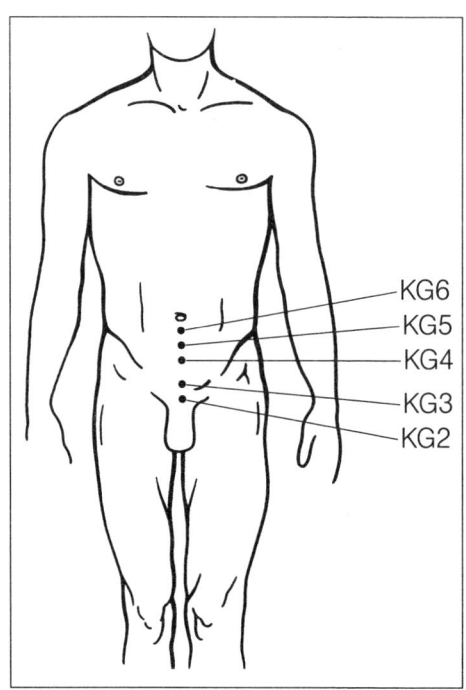

Indikationshinweise

Asthma; Dyspepsien, Bauchschmerzen; Regelstörungen; Uterusblutungen, auch postpartal; Amenorrhoe, Leukorrhoe; Miktionsstörungen; Harnretention, Enuresis

Mittel der Literatur

Cimicifuga, Lachesis, Phosphor, Pyrogenium

Erwägenswerte Punktkombination

Dyspeptische Störungen

KG5
|
B22

KG6 Tsri Rae – Chi Hai

»Meer der Energie« Spezialpunkt

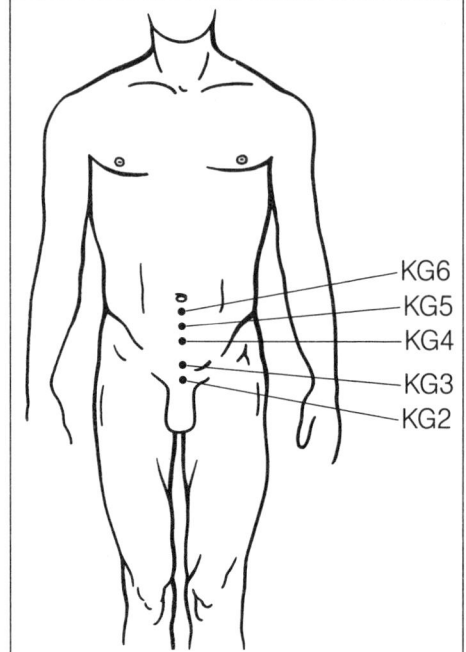

KG6
KG5
KG4
KG3
KG2

Lage

1/5 der Strecke zwischen Symphyse und Nabel unter dem Nabel, etwa 2 Querfinger unter dem Nabel, bei adipösen Personen etwas mehr

Indikationshinweise

Erschöpfungs- und Mangelzustände, Reaktionsmangel (zum Beispiel nach Erkältungskrankheiten), Psychasthenie; Menstruationsstörungen; Impotenz, Sterilität

Mittel der Literatur

Acidum phosphoricum, Chininum sulfuricum, Plantago major, Silicea

Kurzes Wirkprofil und bewährte Potenzen einiger Mittel

Acidum phosphoricum D6, D12
Depressionen; körperliche, seelische und geistige Schwäche; Nachtschweiße, Blutungsneigung; Schlaflosigkeit durch Schwäche; empfindlich gegen Zug; Verschlimmerung nachts und durch Kälte, Besserung durch Wärme.

Chininum sulfuricum D6, D12
(Ähnlich wie China)
Rekonvaleszenz; Kopfschmerz; Verschlimmerung durch Kälte, Näße, Besserung durch Wärme.

Erwägenswerte Punktkombinationen

Universell anregend

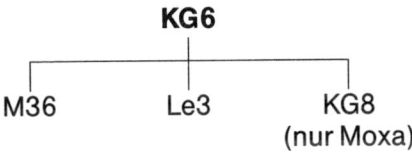

Impotenz und Frigidität

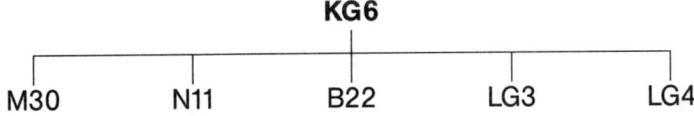

KG12 Zhong Wan –
Tchong Koann

**Mittlerer Kanal
Alarmpunkt des
Magenmeridians
Mittlerer Alarm-
punkt des
Meridians 3E
Influential Point**

Lage

Mitte zwischen
Nabel und
Xiphoidspitze
auf der
Mittellinie

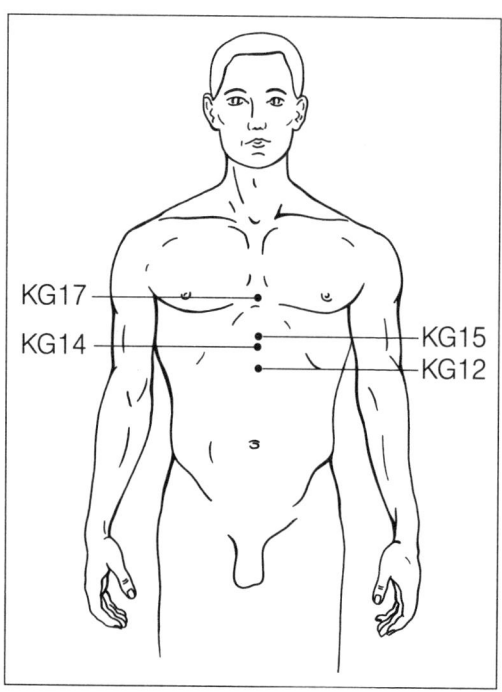

Indikationshinweise

Insomnie; Dyspepsie, Erbrechen; Meteorismus, Diarrhoe, Borborygmus; chronische Gastritis, Magenkrämpfe, Ulcera; Anorexie

Mittel der Literatur

Avena, Condurango, Magnesium phosphoricum, Momordica, Thuja

Kurzes Wirkprofil und bewährte Potenzen eines Mittels

Momordica Ø, D3, D4
Krampfschmerz im Hypogastrium und am Rücken, akkumulierte Flati in der Flexura lienalis; Menses schmerzhaft und reichlich.

Erwägenswerte Punktkombination

Dyspeptische Beschwerden

KG12
|
B21

KG14 Tsiu Koann – Juque

**Machtgrenze
Alarmpunkt des
Herzmeridians**

Lage

1/8 der Strecke
Nabel-Xiphoidspitze
unter dem Xiphoid

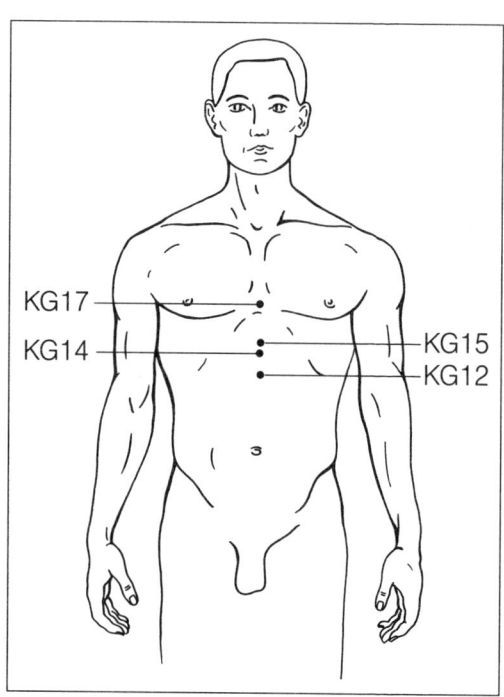

Indikationshinweise

Vegetative Dystonie, Hysterie; Herzangst; präkardiale Schmerzen, Alpdrücken; Palpitationen, Tachykardie, Angina pectoris; Gastritis, Brechreiz, Hyperemesis gravidarum, Aufstoßen, Ulzera, Anorexie

Mittel der Literatur

Bismutum subnitricum, Cactus grandiflorus, Ipecacuanha, Tabacum

Kurzes Wirkprofil und bewährte Potenzen einiger Mittel

Bismutum subnitricum D3, D4, D6, D12 und höher
Will nicht allein sein, sucht Gesellschaft; Stomatitis; bitterer Mundgeschmack; nervöse Magenkrämpfe; Gastritis, Gastroenteritis, Ulzera, Erbrechen kurz nach dem Essen oder Trinken; Zwerchfellhochstand, Meteorismus.

Tabacum D6, D12 und höher
Angst, Hypochondrie; Kältegefühl, kalte Schweiße; angiospastische Zustände, Migräne, Angina pectoris, nervöses Herz, unregelmäßiger Puls, Tachykardie; Ohrensausen mit Schwindel; Tremor; Singultus; Brechreiz, Erbrechen (»sterbensübel« mit bleichem Gesicht); Neuralgien, Parästhesien, Paresen; Raynaudsche Krankheit; besser in frischer Luft, nach Erbrechen (wirkt auch bei Rauchern).

Erwägenswerte Punktkombination

Herzbeschwerden

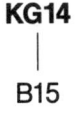

KG14
|
B15

KG15 Tsiou Oe – Jiu Wei

Schwalben-schwanz Spezialpunkt

Lage

Direkt unter der Xiphoidspitze auf der Mittel-linie

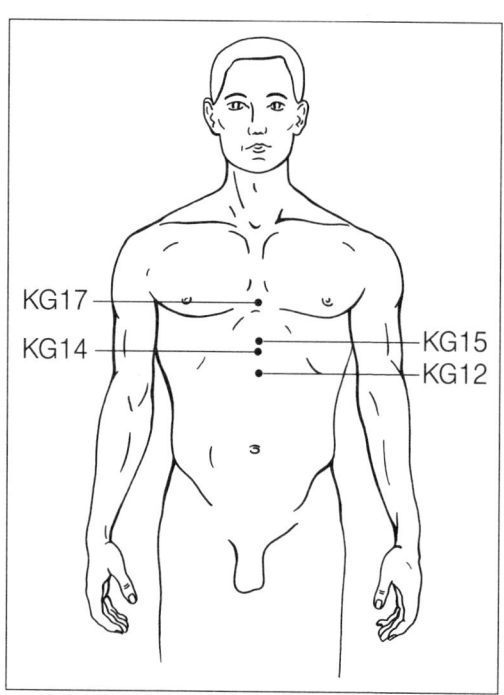

Indikationshinweise

Neurasthenie, Psychasthenie, ängstliches, schreckhaftes Gemüt, psychische Spannung, rasche Ermüdung; Migräne; Asthma bronchiale; Herpes zoster; Ulzera; Kolitis; Impotenz, Ejaculatio praecox

Mittel der Literatur

Acidum phosphoricum, Mezereum, Momordica, Selenium

Kurzes Wirkprofil und bewährte Potenzen eines Mittels

Selenium D6, D12, C30
Neurasthenie, reizbare Schwäche, Depression; besonders linksbetonte Migräne; Leberaffektionen; Morgenschmerz des unteren Rückens; Impotenz, Ejaculatio praecox; Prostatitis, Epdidymitis; Verschlimmerung durch Hitze, Schlaf und Alkohol.

Erwägenswerte Punktkombination

Vegetative Dystonie
Nach BACHMANN »Bellergal der Akupunktur«

KG15
|
LG19

KG17 Shang Hong – Tan Zhong

Zwerchfellmitte – Vorhof der Brust
Alarmpunkt des Lungenmeridians
Oberer Alarmpunkt des Meridians 3 E
Influential Point
Respiration

Lage

In der Mitte
des Sternum
auf der Mittel-
linie in Höhe des
1. Interkostalraumes,
zwischen den
Brustwarzen

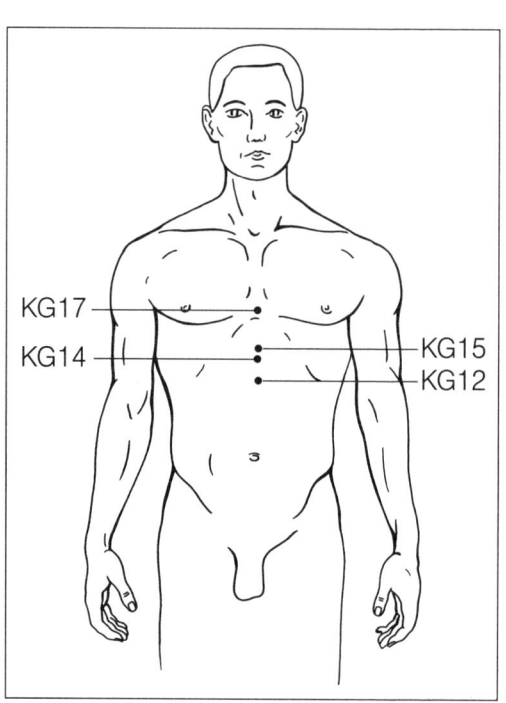

KG17
KG14
KG15
KG12

Indikationshinweise

Angst, Depression; Husten, Asthma; Brustschmerzen, Angina
pectoris; Interkostalneuralgie; Roemheld-Syndrom

Mittel der Literatur

Cactus grandiflorus, Grindelia, Latrodectus, Lobelia, Ranunculus, Raphanus

Kurzes Wirkprofil und bewährte Potenzen eines Mittels

Raphanus D3, D4, D6
Globus-Symptome, Abneigung gegen Kinder; Stiche in Leber und Milz; Flatulenz, Brechreiz.

Erwägenswerte Punktkombinationen

Stechende Brustschmerzen

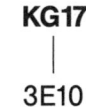

Bronchialasthma

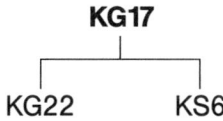

Mastodynie

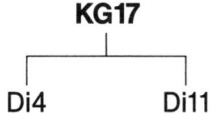

Mangelnde Milchbildung

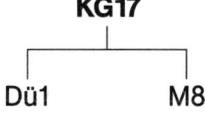

LG3 lang Koann – Yao-Yang Guan

**Paßtor
der Lenden
Spezialpunkt**

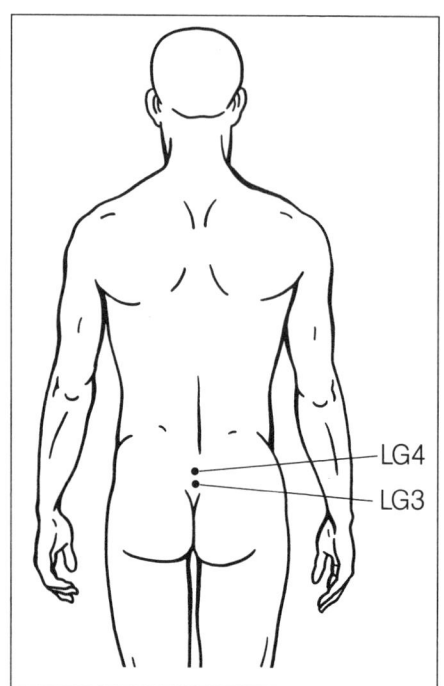

Lage

Knapp unter der
Dornfortsatzspitze
von LW4

LG4
LG3

Indikationshinweise

Enteritis, Diarrhoe; Dysmenorrhoe, Salpingitis; Impotenz;
Lumbalgien mit wandernden Schmerzen; Gonarthrose,
krampfartige Schmerzen; Paresen; Folgen von Traumen, auch
nach Commotio cerebri

Mittel der Literatur

Colocynthis, Ginseng, Gnaphalium, Rhus toxicodendron, Sabal serrulatum, Staphisagria, Stramonium

Kurzes Wirkprofil und bewährte Potenzen eines Mittels

Gnaphalium D3, D4, D6
Wässrige Durchfälle; Rheuma in Armen, Ellbogen, Beinen und Zehen, meist mit Taubheitsgefühl; Ischialgien, Lumbago, Lumbosakralschmerzen, Ausstrahlung der Schmerzen bis zum Fuß, Taubheitsgefühl; Wadenkrämpfe; Prostatahypertrophie; Dysmenorrhoe mit schwacher Periode.

Erwägenswerte Punktkombination

Rückenschmerzen im Lumbalbereich

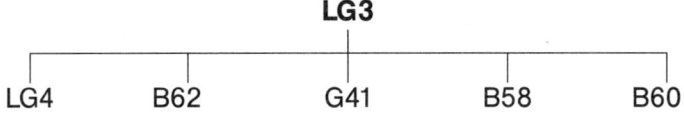

LG4 Ming Menn –
Ming Men

Lebenstor
Spezialpunkt

Lage

Knapp unter der
Dornfortsatzspitze
von LW2

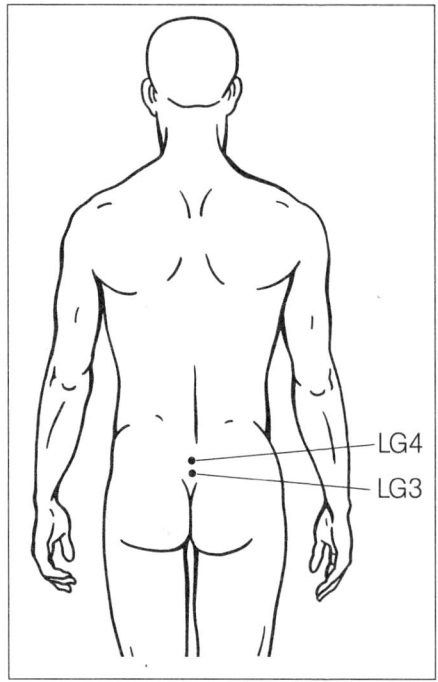

LG4
LG3

Indikationshinweise

Wichtiger Sexualpunkt; psychische und physische Erschöpfung; Impotenz, Frigidität: Ejaculatio praecox; Senilitas praecox; Krampfzustände von Kindern; Lumbago, steifer Rücken; Schmerzen in der Nierengegend; Diarrhoe; Leukorrhoe

Mittel der Literatur

Agnus castus, Damiana, Ginseng, Selenium, Stramonium

Kurzes Wirkprofil und bewährte Potenzen
eines Mittels

Agnus castus D6, D12
Nervosität, Depression, Hypochondrie, Todesgedanken; Männliche Geschlechtsorgane: Testes kalt, Impotenz ohne Libido; Weibliche Geschlechtsorgane: Hyper- und Polymenorrhoe; Milchbildung schwach; Fluor albus mit Jucken; Abneigung gegen Coitus.

Erwägenswerte Punktkombination

Frigidität

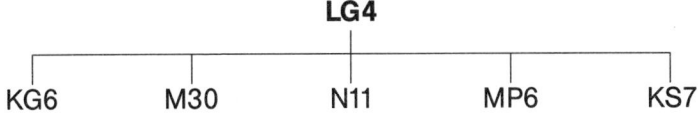

KG6   M30   N11   MP6   KS7

LG9 Ling Trae –
Zhi Yang

Geisterterrasse
Spezialpunkt

Lage

Knapp unter der
Dornfortsatzspitze
des 7. BW

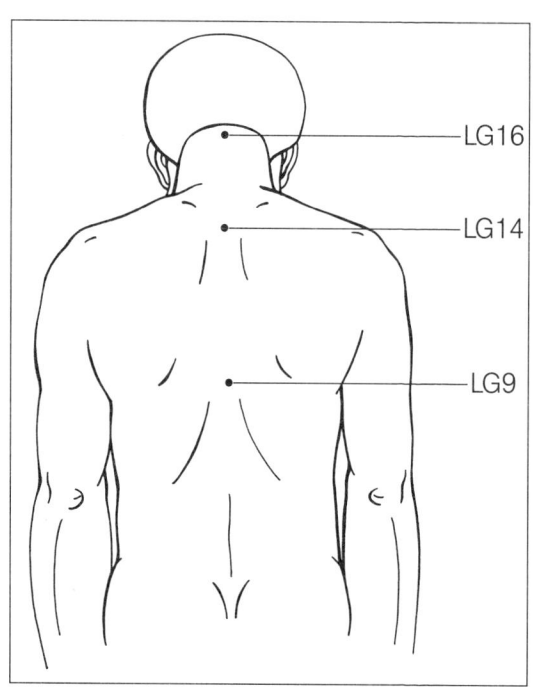

LG16

LG14

LG9

Indikationshinweise

Psychische und physische Schwäche bei Kindern, Entwicklungsstörungen; schlechtes Gedächtnis; Hustenanfälle und
Asthmaanfälle, beides mehr nachts, Brustschmerzen; Rückenschmerzen, Steifheit der Wirbelsäule

Mittel der Literatur und der eigenen Erfahrung

Natrium carbonicum, Bufo rana, Calcium carbonicum, Chininum arsenicosum

Kurzes Wirkprofil und bewährte Potenzen eines Mittels

Bufo rana D6, D12 und höher
Geistige Entwicklungsstörungen bei Kindern; vorzeitige Senilität, schwaches Gedächtnis; Neigung zu Konvulsionen und epileptischen Anfällen (mehr nachts und während des Schlafes, oft bei geschlechtlicher Aktivität); Neigung zur Onanie; schlechte Wundheilung; schlecht heilendes Panaritium.

Erwägenswerte Punktkombination

Entwicklungsstörungen bei Kindern

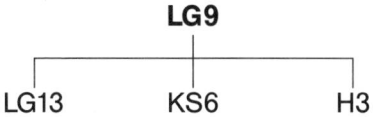

LG9

LG13　　KS6　　H3

LG14 Da Zhui –
Ta Chui

Hundert Mühen
Spezialpunkt

Lage

Knapp unter der
Dornfortsatzspitze
des 7. HW

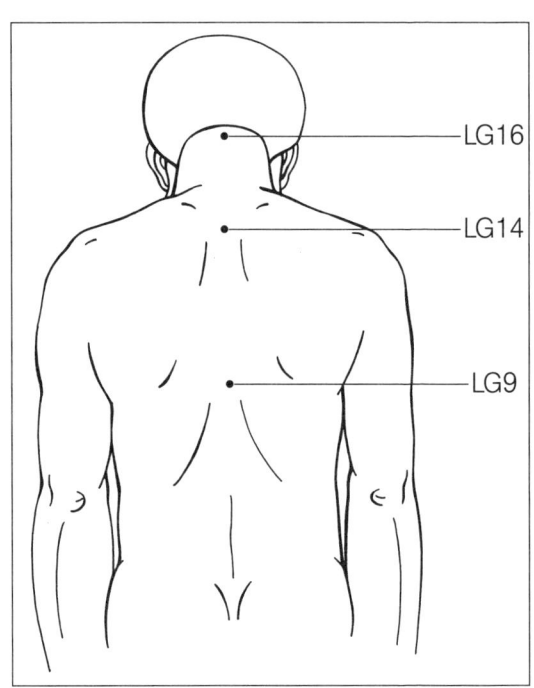

LG16

LG14

LG9

Indikationshinweise

Asthenie, allgemeine Schwäche, Depressionen, mangelnde
Reaktionsfähigkeit, Wetterfühligkeit, Epilepsie; fieberhafte
Erkrankungen, oft mit Schüttelfrost; Kopfschmerz, Nacken-
steife; Husten, Asthma

Mittel der Literatur und der eigenen Erfahrung

Acidum picrinicum, Aconitum, Chininum arsenicosum, Natrium muriaticum, Arsenicum album

Kurzes Wirkprofil und bewährte Potenzen einiger Mittel

Acidum picrinicum D6, D12
Geistige Ermüdung und Erschöpfung, Arbeitsunlust nach Überanstrengung, Depressionen, Insomnie; Halbseitenkopfschmerz (berstender Schmerz, Schmerz wie durch ein Band); Verschlimmerung durch Wärme, Sonne, Besserung durch kühle Luft.

Chininum arsenicosum D6, D12
Schwäche, Kachexie, vegetative Dystonie, hyperthyreotische Störungen; tachykardes Herzklopfen, Schweißausbrüche.

Erwägenswerte Punktkombinationen

Erkältungskrankheiten, grippale Infekte

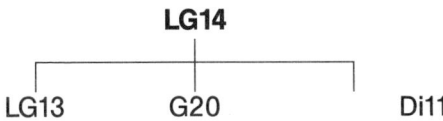

Wachstumsstörungen der Kinder

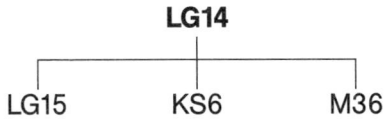

LG16 Feng Fu – Fong Fu

Versammlungshalle des Windes Himmelsfensterpunkt

Lage

Auf der Mittel-
linie am Unterrand
des Okziputs

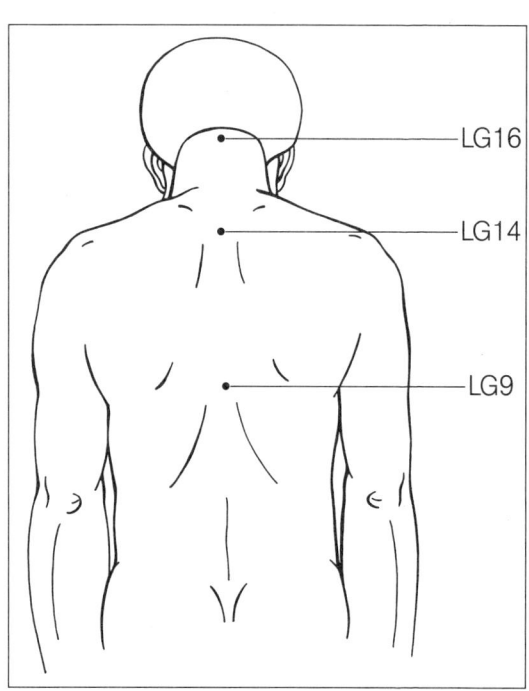

Indikationshinweise

Regulation der Hypophyse, Dysfunktionen der Thyreoidea;
Kopfschmerz, Migräne, Vertigo; Apoplexiefolgen; Hemiplegie,
Sprachverlust; Regelstörungen

Mittel der Literatur

Cuprum arsenicosum, Jodum, Natrium muriaticum, Viburnum opulus

Kurzes Wirkprofil und bewährte Potenzen eines Mittels

Viburnum opulus D4, D6, D12
Dysmenorrhoe mit Krämpfen und Kopfschmerzen, Übelkeit und Schwindel; Uteruskrämpfe, ziehende, bis zu den Oberschenkeln ausstrahlende Schmerzen im Becken; zu frühe und zu starke oder zu späte und spärliche Menses; Abortneigung (zur Vermeidung eines Abortes); Besserung durch Bewegung und im Freien.

Erwägenswerte Punktkombination

Sprachverlust

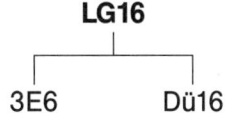

LG16

3E6   Dü16

LG19 Chao Ting –
##　　　　Gou Ting

Hinteres Schädeldach
Spezialpunkt

Lage

Auf der Mittellinie
am Schnittpunkt
von Lambda- und
Pfeilnaht
(NB.: nicht tief stechen)

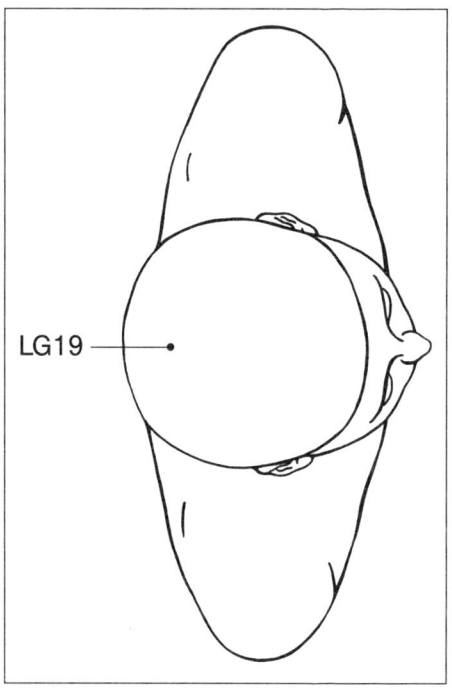

LG19 ——•

Indikationshinweise

Übererregung, Unruhe, mangelnde Konzentration, Neurasthenie, Insomnie, Pavor nocturnus; Epistaxis, Tinnitus, Anosmie

Mittel der Literatur

Chininum sulfuricum, Cinnabaris, Cuprum, Iris versicolor, Kalium phosphoricum, Lolium temulentum, Luffa, Theridion, Zincum

Kurzes Wirkprofil und bewährte Potenzen einiger Mittel

Lolium temulentum D12
Angst, Depression, Verwirrung; Kongestionen zum Kopf; Brechreiz, Schwindel; Tremor der oberen Extremitäten; Paralysis agitans; krampfartige Magenschmerzen (besonders nachts).

Theridion D12, C30
Ruhelosigkeit, Unlust, nervöse Hyperästhesie, Schwäche, Schwindel, Brechreiz (besonders bei geschlossenen Augen); Meniére-Syndrom; geräusch- und berührungsempfindlich.

Erwägenswerte Punktkombinationen

Neurasthenie, Übererregung, Unruhe (äquilibrirend):

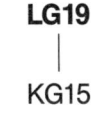

LG19
|
KG15

Kopfschmerzen:

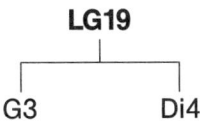

LG19

G3   Di4

Bemerkung:
Für die genannten Indikationen wird auch häufig der Punkt LG20 verwendet;

Lage:
Auf der höchsten Stelle des Schädels, in der Mitte des Schädeldaches

Schlußbemerkung, Dank und Hoffnung

Dankbar bin ich, daß ich vor vielen Jahren die Idee hatte, Ost und West auf diese Weise zu verbinden. Verständlich – denn Homöopathie und Akupunktur sind neben der Spagirik meine Lieblingsgebiete in Praxis und stetem Studium. Angeregt hat mich seinerzeit ein recht brauchbares kleine System von sogenannten Komplexmitteln mit einigen Akupunkturrezepten. Ich dachte, mit Einzelmitteln muß das besser, exakter sein. Später bekam ich dann das gute, leider vergriffene Buch von *de la Fuye* und *Schmidt* durch eine Kollegin zu sehen; in einer Liste englischer Homöopathieliteratur aus Indien fand ich das Buch von *Margutti*. Beide halfen mir weiter. Dankbar bin ich, daß ich die Homöopathie Hahnemanns von guten Lehren lernen konnte und auch die Klassik der chinesischen Akupunktur.

Dankbar bin ich meinem ärztlichen Lektor, A. G. Banzhaf, der mich mit seinem Wissen immer wieder beriet und mich konsequent zu ordentlichem und logischem Aufbau brachte.

Dennoch ist das Büchlein nichts als Anregung, eine Sammlung von Anregungen. Zweierlei hoffe ich:

Daß es manche Homöopathen anregt, die Akupunktur – und manche Akupunkteure, die Homöopathie – besser zu erlernen. Jeder weiß, daß das ein Lernen ohne Ende ist.

Und daß es in der Praxis anregt, ganz persönliche Verbindungen von Punkten und Mitteln zu suchen und zu finden.

Die Zahl der Möglichkeiten ist schier unbegrenzt, um nicht zu sagen unendlich. Das erfordert in jedem Fall ernsthafte kreative Arbeit. Die sich lohnt – im Sinne von Salus aegroti suprema lex.

Literaturverzeichnis

Im Text erwähnte Quellen (in der Reihenfolge der Erwähnung)

1. Schoeler H., Die Weihe'schen Druckpunkte, Haug Verlag Heidelberg, 1955
2. Gregg R., An Illustrated Repertory of Pains in Chest, Sides, Back, Medicina Biologica, Portland OR, 1879/1985
3. Schmidt H, R. de la Fuye, Die moderne Akupunktur, Hippokrates Verlag Stuttgart, 1952
4. Busse, E., Busse P., Akupunktur Fibel, Pflaum Verlag München, 1975
5. Margutti, V. M., Acupuncture Biodynamic Energies and Homoeopathy, Jain Publishers, New Dehli
6. Schrecke B., Wertsch G., Lehrbuch der modernen und klassischen Akupunktur, WBV-Verlag Schorndorf, 1983
7. Matz F., Lehrbuch der Kosmobiologie, ca. 1989
8. Lorenzen, U., Beschreibung von Punkten in verschiedenen Nummern von Volksheilkunde, Bochum, ca. 1990–92
9. Genneper Th., Als Patient bei Samuel Hahnemann, Haug Verlag Heidelberg, 1991

Weitere Quellen

1. Bachmann G., Die Akupunktur – eine Ordnungstherapie, Haug Verlag Heidelberg, 1976
2. Bischko J., Einführung in die Akupunktur, Haug Verlag Heidelberg, 1977
3. Boericke W., Pocket Manual of Homoeopathic Materia Medica, 9th Edition, Boericke & Runyon, Philadelphia
4. o.A., Homöopathisches Repetitorium, Deutsche Homöopathie-Union, Karlsruhe
5. o.A., Essentials of Chinese Acupuncture, Foreign Languages Press, Beijing
6. Kirsch M., Kirsch H.B., Akupunktur als Behandlungsprogramm, Haug Verlag Heidelberg, 1975
7. Mezger J., Gesichtete homöopathische Arzneimittellehre, Haug Verlag Heidelberg, 1977
8. Porkert M., Hempen C.-H., Systematische Akupunktur, Urban & Schwarzenberg München, 1985
9. Stauffer K., Klinische homöopathische Arzneimittellehre, Sonntag Verlag Regensburg, 1975

u.a.

Sonntag Verlag

W. M. Ebert / D. Heyers
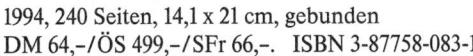

Labordiagnostik
in der naturheilkundlichen Praxis

1994, 240 Seiten, 14,1 x 21 cm, gebunden
DM 64,-/ÖS 499,-/SFr 66,-. ISBN 3-87758-083-1

Objektiv-technische Krankheitserkennung und biologische
Behandlung sind keine Gegensätze, sondern die essentielle
Basis für eine fachgerechte medizinische Betreuung.
Neuartig ist das Konzept, die Resultate der Labordiagnostik
mit konkreten naturheilkundlichen Therapieempfehlungen
zu vernetzen. Diese sind im Text integriert und nochmals in
einem Therapieindex zusammengefaßt.

E. Laubender
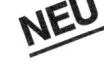

Homöopathie in Freizeit und Sport

1994, ca. 224 Seiten, 14,1 x 21 cm, kartoniert
DM 48,-/ÖS 375,-/SFr. 49,50. ISBN 3-87758-085-8

In der modernen Industriegesellschaft sind Freizeit und
Sport unverzichtbare Bestandteile persönlicher Identifika-
tion geworden. Der Einfluß dieser wichtigen Lebensberei-
che auf die Gesundheit des einzelnen nimmt zu und erwei-
tert Verantwortlichkeit und Aufgabenstellung der Medizin.
Mit seinem Leitfaden und Nachschlagewerk leistet der
Autor einen nützlichen Beitrag. Er bietet umfassend – akut
wie langfristig angelegt – Therapiehilfen bei Verletzungen,
Überlastungen, Herz-, Kreislaufschwächen etc.

Preisänderungen vorbehalten

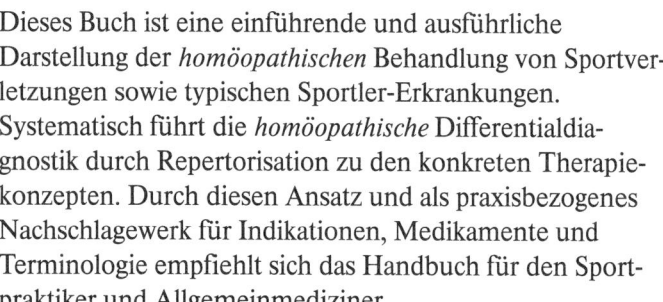
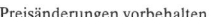